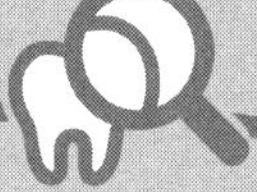

# 歯と口を整えるアンチエイジング

自宅で毎日できるセルフケア！


歯科医師・歯学博士

生澤右子



ビジネス社

# はじめに

人生100年時代と言われるようになった今、長寿は当たり前になり、それ以上にどのように生きるかという〝質〟が問われています。「いつまでも若々しく、楽しく・充実した毎日を過ごしたい」というのは、誰もが持つ当然の願望です。

あなたは、「アンチエイジング」に興味がありますか？

アンチエイジングとは、抗老化・抗加齢を意味する言葉で、文字どおり、体の衰えに抗《あらが》うことです。

アンチエイジングの対策というと、何が思い浮かぶでしょうか。なじみ深いのは美容だと思います。スキンケアや化粧品で「エイジングケア」をうたった商品が多くあります。

また、食事に注目して、サプリメントや機能性食品をとっている人も多いですね。その関連で、腸内環境を整える〝腸活〟を頑張っている人もいるでしょう。熱心な人は、体や脳のトレーニングも意識的に取り入れているかもしれません。

そんな中で「歯や口を整える」というアンチエイジング対策を行っている人はどれくらいいるのでしょうか。

**実は歯や口を整えてメンテナンスすることは、アンチエイジング対策の「1つ」ではなく、最初にすべき「要《かなめ》」です。**

理由は簡単です。口は体の玄関であり、体にとってよいもの（栄養）も悪いもの（細菌など）も、口を通してやってきます。口から栄養をとれないと体が弱りますし、細菌によって引き起こされるむし歯や歯周病になってしまうと、細菌の影響が全身にも及び、体調を崩したり、病気にかかったりすることもあります。

だから健康や肌・髪のハリツヤ、腸の環境を気にするなら、口の環境にも気をつけることが大切です。口を気にせず他のアンチエイジング対策をしても、口は体とつながっているので、せっかくの努力が無駄になってしまうかもしれません。口が〝足〟を引っ張るのです。

アンチエイジングをするなら「まずは口から整える」ことが大切です。

そのため本書では**「歯や口を整えること」に注目したアンチエイジング対策を「お口メンテ」と呼んで、詳細に解説していきます。**お口メンテをすると若々しさを保つだけでなく、腸内環境が整い、ストレスや睡眠不足も解消されるという研究データもありますので、テーマごとに紹介していきたいと思います。

最初にみなさまにお伝えしたいのは、**「歯や口を整える」ために大切なことは、まず「歯の本数を減らさない」**ということです（親知らずを除いて、大人の歯は28本あります）。

むし歯と歯周病は、歯を抜く原因となる病気のツートップです。これらの病気を放置すると治療できない状態になり、歯の本数が減ります。またお口メンテをせずに、口の中にいる悪い細菌や毒素を放置してしまうと、体中へ移動・拡散してしまいます。口を清潔に保って歯や歯ぐきの健康を守り、歯の本数を減らさないために一生メンテナンスが必要です。

このことを江戸中期に著したのが、儒学者であり医者の貝原益軒《かいばらえきけん》です。当時は人生50年時代という〝短命社会〟だったにもかかわらず、益軒は70歳まで現役で活躍し、84歳まで生きました。その益軒が83歳のときに書いた養生（健康、健康法）についての指南書、いわゆるアンチエイジング対策の古典の1つである『養生訓《ようじょうくん》』は、今でも日本人に読み続けられています。

益軒が残した言葉に、次のようなものがあります。

「人は歯をもって命とする故《ゆえ》に、歯といふ文字を齢《よわい》ともよむ也」

口の環境をきれいにして歯を保つことが高齢でも元気でいる秘訣《ひけつ》だということです。実際に益軒は83歳のとき、歯が全部揃っていたそうです。

また、聖路加国際メディカルセンターの理事長を務め、生涯医師として現役で活躍し、105歳の寿命を全うした日野原重明《ひのはらしげあき》氏は、まだ歯科に予防という概念がしっかり根づいていない時代に「歯の健康を保つことこそ長寿の秘訣」と考えていて、92歳で20本、103歳で17本の歯があったそうです。これは驚異的な歯の本数です（余談ですが戦争の時代はむし歯が少なく、戦後〝むし歯の洪水〟と呼ばれる時代がやってきました。この理由は本書の最後に考えるとわかります）。

いつまでも若々しく活躍した貝原益軒と日野原重明氏。ともに「長寿には口の健康が大切」と認識した上で、そのための努力を生涯惜しまなかったのです。

実際、歯の本数は将来の健康を予測する上での「鍵」となります。**高齢になっても歯の本数が多い人は、そうでない人と比べて死亡率が低く、要介護になりにくいことが研究でわかっています。**また、認知症の発症や転倒の可能性が低いことも示されています（歯が抜けたままにせずに歯科治療で人工の歯を補っていれば、歯の本数が多い人と差は出ませんでした）。

だから「歯の本数を減らさない」ことはとても大事で、その認識は徐々に広まりつつあり、厚労省も日本歯科医師会も「８０２０運動」を推奨しています。これは、80歳で自分の歯を20本残そうという運動です。20本というのが自分が食べたいものを食べられるギリギリの歯の本数で、これを下回ると食事に不自由さが出て、食べるものを選ばざるをえなくなってきます。

では、現代の私たちの歯の本数はというと……。

残念ながら、先人の教えを生かせていない人が多くいます。

２０１２年に全国の55歳～74歳の男女１０６０人対象に行われた「健康について後悔していることの第1位は」という調査では、「歯の定期健診を受ければよかった」と答えた人がもっとも多い結果になりました。

日本人は歯や歯ぐきはよほど痛みがなければ、放置する傾向にあります。歯が抜けたり口の中の調子が悪くなってから、事の重大さに気づくのでしょう。

そうなってしまってから後悔しないためにも、自分の口の中を見直してみましょう。

**まずは、自分の今の本数を把握しているでしょうか。**

ここに興味深いグラフを示します（図1）。これを見ると、現在のあなたの歯の本数か

図1

## 年齢と歯の本数からあなたの現在地がわかる

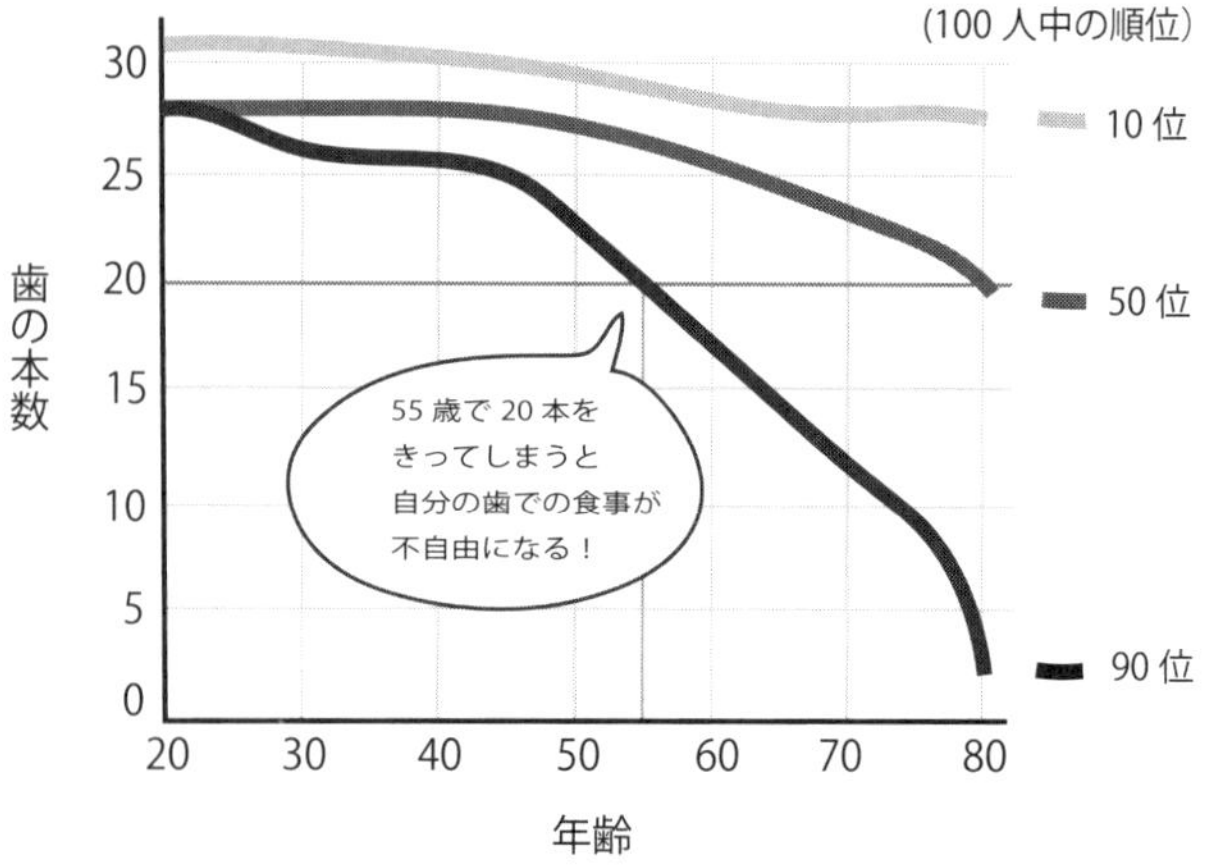


（東京都歯科保健目標「いい歯東京」達成度調査〈平成26年度〉より一部抜粋）

ら将来になるであろう歯の本数を予測することができます。

例えば、あなたが40歳で今ある歯が25本だったとします。グラフで自分の年齢と歯の本数が交わるところを見ると、あなたにもっとも近いのは1番下の曲線です。その曲線をたどっていくと、10年後の50歳では約22本、60歳では約17本になっている可能性が高いということです。

この図では、同じ年齢の人に比べて自分の歯はどれくらい残っているのかもわかります。今の本数では80歳になったときに、何本歯が残っているかを予測してみてください。

グラフを見ると、同じ80歳でも20本以上の差が出ていることがおわかりいただけると思います。同じ年齢でも、このような「二極化」が静かに進行していくのです。

歯の不調を感じる人が増える年齢は、40代から50代です。

昔に治療した歯がある日急に痛くなって歯科医通いが始まり、「自分の歯はそんなに悪い状態になっていたのか！」と驚かれることがよくあります。

しかしその頃になると、今までのように削って詰めて、ハイ終わり、という簡単な治療ではなくなってしまいます。歯が突然割れてしまえば抜かなければならなくなったり、ブリッジにしていたところが悪くなると入れ歯かインプラントかを選ぶ必要性に迫られたりすることになります。

だから早く気づけた人ほど有利です。歯の本数を減らさない「歯のアンチエイジング対策」にまず取り組んでください。歯のアンチエイジング対策＝体のアンチエイジング対策です。

知っている人は、もう始めています。


「毎日歯磨きをしているから、私は大丈夫！」

そういう考えの人は要注意です。

私は欧米の最先端の歯科医療を学んで、声を大にして言いたいことは、「日本は口への意識が20年以上遅れている！」ということです。

日本のオーラルケア（むし歯や歯周病予防のために口の中を清潔に保つ方法）は独特で、他の国に比べて簡素です。そのため毎日歯磨きをしているのに歯や口の健康が保てず、だんだん歯がなくなっています。

なんと名古屋大学医学部で行われた研究では、10年間に2万人の歯科医師を調べたところ、**「週5以上歯と歯の間の掃除をしている人は、ほとんどしない人に比べると、約25%死亡リスクが下がる」という衝撃的な結果が出ています**（研究に参加した歯科医師自身のオーラルケアにも、かなり差があったのです！）。

週5以上、歯と歯の間の掃除をしている人はかなり少ないというのが私の実感です。本書では、歯科予防先進国の欧米で推奨されているオーラルケアを解説し、日本との違いも明らかにしていきます。

さあ、いかがでしょうか。なんとなく、若々しさを保つためや健康のためには、口の中を見直す必要があると気づいていただけたでしょうか。

ここからは「歯と口を整えるアンチエイジング」の10項目のお口メンテの方法をお伝えしていきます。本書では体のアンチエイジングのためにかかせない「免疫力」「抵抗力」

「睡眠」「ストレス」「アフターコロナでも大切なオーラルケア」というテーマに分けて、お口メンテを紹介していきます。興味があるところから読み進めてください。

生澤右子

2023年1月

## 第1章 抵抗力をつけて病気を寄せつけない！ 環境整備のお口メンテ

### メンテ01 「口内細菌」のバランスを整えて免疫力を維持！

# 第2章
# 再認識された〝お口メンテ〟の重要性 アフターコロナに向けて、今できること

メンテ 06

## 何度も睡眠中に起きてしまうときは「ドライマウス」をチェック

## 第4章

# ポジティブな心とセレブも目指す〝口元づくり〟で笑顔が輝く「口元美人」に！

# 第5章 世界レベルのお口メンテで毎日アンチエイジング

## メンテ09 歯ブラシだけでは足りない！ 世界基準のオーラルケア

メンテ 10

## 歯によい食習慣・歯にわるい食習慣を意識する

# 第1章

## 抵抗力をつけて病気を寄せつけない！環境整備のお口メンテ

コロナ禍で「結局頼れるのは自分の免疫力だ」と思う人が一気に増えたのではないでしょうか。同じウイルスにかかっても表れる重症度は人それぞれ。もともと持っている病気（基礎疾患）はもちろん関係ありますが、やはり体の本来の免疫力を発揮できるようにすることが大切です。

そこでメンテ1とメンテ2では、口に住まわせた覚えはないけれど、いつの間にかいる「口（腔）内細菌」と、口にもともと備わっている守りの要《かなめ》である「唾液《だえき》」や「免疫力」について解説します。

病気を寄せつけない抵抗力は、まさにアンチエイジングの1丁目1番地です！

メンテ
01

# 「口内細菌」のバランスを整えて免疫力を維持！

## 口を健康にして腸が元気になれば、全身も元気になる

### ❖人は細菌と一緒に生きている

最初に、体に生息している「細菌」についてご紹介します。

「えっ⁉　細菌の話をするの？」と思われたかもしれませんが、人の免疫を考えるために、細菌の話は外《はず》せません。体の中には細菌がたくさん住んでいるからです。

細胞の数と細菌の数を比べてみると、驚かれることでしょう。体の細胞の数は37兆個といわれますが、細菌の数はそれをはるかに超え、例えば腸内細菌はなんと100兆個ともいわれています。こうなると「細菌と一緒に生きている」というよりは「細菌に生かされている」というほうがよいのかな、などと思ってしまいます。

口から肛門までを1つの管《くだ》と考えると、体は「ちくわ」のような二重の筒のモデルと考えることができます。「ちくわ」の内筒の表面である消化管には細菌がいて、「ちくわ」の内部に細菌はいません。口から肛門まで存在している細菌は〝常在菌〟と呼ばれ、安定したバランスの中で生きています。その中には、おおむね体の役に立つ働きをする〝①善玉《ぜんだま》菌〟もいますし、通常は静かにしているけれどバランスが崩れて悪い菌が優勢になれば暴れ出す〝②日和見《ひよりみ》菌〟、もともと毒性が高く増えすぎるとトラブルを起こす〝③悪玉《あくだま》菌〟などがいます。

腸内細菌も約1000種類いますが、この3つに分類されると考えられ、バランスを取りながら腸内の環境を安定させています。腸内細菌はびっしりと腸の表面を埋め尽くしているのでお花畑という意味で「腸内フローラ」と呼ばれます。最近よく聞く「腸活」という言葉は、この腸内細菌を最適な状態に保つための活動をすることをいいます。

腸内細菌が注目されている大きな理由は、体の免疫との関わりからです。

**実は、腸は人体最大の免疫システムで、免疫を担当する細胞の7割が集中していて、これが全身の免疫にも影響を与えています。**

その細菌のバランスが崩れることを「ディスバイオーシス（dysbiosis・細菌の構成異常）」といいます。種類が減ったり、ある種が通常より増えて、別の種が減るなどという現象が起こり、全体の機能が下がることを表します。腸内細菌の種類やその数のバランスなどは、個人によって大きく異なり、かたよった食事、感染や炎症、抗生物質などで腸内フローラの構成が変わってしまうのです。腸内細菌のバランスが崩れると免疫細胞のバランスも変わり、腸粘膜の免疫防御が崩れます。通常反応しない食事成分や腸内細菌にも異常に反応するなど炎症がくすぶった状態が続きます。

最近、腸内フローラのバランスが崩れることは、肥満・糖尿病・動脈硬化に関連する病気・精神科に関連する病気・がん・炎症性の腸の病気・非アルコール性脂肪肝・関節リウマチなど、さまざまな病気の発症・進行に関連していることも明らかになってきています。

本来、日本人の腸内細菌のバランスは整っていました。欧米人と比べると、海藻を分解できる腸内細菌がいて、酢酸を作る腸内細菌が多いという特徴があります。その酢酸は、全身の粘膜で細菌やウイルスが侵入するのを防ぐ大事な役割を果たす「IgA（免疫グロブリンA）」を作るための免疫細胞を増やしてくれます。

**IgAの作られる量が増えると、粘膜での免疫（粘膜免疫）、つまり防御力がアップして、腸内フローラをコントロールすることにも役立ちます。日本人の食生活は腸内細菌の性質と調和していました。**

しかし、長い時間をかけて作られてきた日本人の腸と腸内細菌の関係は、現代の欧米化した食事によって崩れやすくなりました。

## ❖口と腸の健康はつながっている

前述したように腸にはとても大事な役目があるため、最近は「腸活」がはやっています。けれどそのときに忘れてはいけないのは、口です。

**口と腸はつながっていて、両方とも全身の健康に大きく関係します。特に口は体の玄関ですので、口をきれいにして守りを固めることが重要です。**「守りを固める」とは、細菌と体のパワーバランスを整えるように、口の環境整備を積極的にしていくことです。

口の話を具体的にしていきましょう。

腸が免疫の7割を担っていると述べましたが、免疫という観点では「唾液腺」も腸と連動しています。唾液腺と腸は〝粘膜免疫〟という共通のシステムが働いています。粘膜はバリアが皮膚よりも弱く、外敵が侵入しやすい構造です。

粘膜での防御機能の主役は、前述した「ＩｇＡ（免疫グロブリンＡ）」です。外敵を排除したり毒を消したりすることで、敵が粘膜表面の細胞にくっついて入るのを防ぎます。どこかの粘膜で外敵が侵入すると、いち早く近くのリンパに知らされ、免疫の細胞がＩｇＡ

を作る細胞に変身します。

外敵が侵入している場所だけでなく、離れた粘膜にも未然にIgAを作る細胞が移動してきて、体の各所で効率的に防御を始めます。さながら、敵が侵入してくると最初に敵と遭遇した場所でアラームを押しつつ戦い、各所に配置された警備網が一斉に警戒状態に入る、といった具合です。

口での防御の場合は、周りの扁桃《へんとう》（ワルダイエルの咽頭輪《いんとうりん》）で戦う準備をして、唾液腺でIgAを作ります。IgAは唾液に流されながら、口の中で細菌をはじめとする異物をキャッチします。それと並行して、頭部の周辺粘膜や全身も戦闘態勢に入るのです。

この共通システムの存在により、免疫の7割を担う腸で免疫が活発になると、唾液中のIgAも増えることを神奈川歯科大学の槻木《つきのき》教授らのグループがつきとめ、これを「腸〜唾液腺相関」と命名しました。

つまり腸内細菌のバランスが整っていて免疫がよく働いている状態では、口の中の免疫もよく働いているということです。そして、腸内細菌のバランスが乱れていると免疫は落ちていて、口の中の免疫も落ちるということになります。

反対に、腸内環境に関心があって腸活をしても、ある場所をケアしないと、その努力が無駄になってしまうかもしれません。その場所とは言うまでもなく、もう1つの湿って暖かく栄養豊富な場所、口です。
口の中も、腸と同じで種々の細菌がバランスを保って存在しています。口の中には、700種以上の常在菌が見つかっていてウイルスも多くいます。**その数の多さから口は「細菌の貯蔵庫」とも呼ばれます。そのため歯磨きがきちんとできていないと、口の中の細菌のバランスが悪いほうに傾き、やがてむし歯や歯周病になります。**

細菌は、歯・歯と歯ぐきの隙間（歯周ポケット）・舌・粘膜など、それぞれの住みやすいところに住んでいます。口の中で、細菌は唾液に流されてしまうと、飲み込まれて胃で殺菌されてしまいます。ですから、歯にしがみつくようにくっつき、細菌同士で協力したり、数を制御したりして、それぞれの菌ごとの生き残り戦略をとっています。

もともと、母親のおなかの中にいるとき体の中に細菌はいませんが、産道を通るときを皮切りにいろいろな細菌が入ってきます。乳歯が生える前にはすでに口腔内フローラ（口腔内細菌叢《さいきんそう》）が形成されます。赤ちゃん、子ども、大人と成長し、食べ物の嗜好《しこう》や生活習慣の変化で口の中の環境も変わり、口腔内フローラの細菌の構成が変動します。

最初に入ってきて定着する代表的な善玉菌（S・mitis）は、排除されないように、体から出される抗菌物質に抵抗できます。また、外来病原体の侵入を防いだり、MRSA（メチシリン耐性黄色ブドウ球菌）などの日和見菌の増殖を防いだり、私たちにとってはありがたい存在です。ただ、善玉菌は自分の快適な場所を取られないように常に勢力争いをしているにすぎません。

歯が生える前の乳児では、S・mitisは善玉菌の中の90％を占め優勢ですが、50代からは40％台になってしまいます。このように年齢で大きく細菌のバランスが変わってくることが知られています。

# なぜ、私たちは歯磨きをするのか？ 歯磨き〝的〟なことはダメなわけ

## ❖歯磨きをしないと、口の中の細菌のバランスが変わってくる

ここで1つ質問です。私たちはなぜ歯磨きをするのでしょうか？

単に「歯を磨いている」のではありません。1日の間に増えた「バイ菌を落とす」ことで「(悪い細菌が増えないようにして)口腔内フローラのバランスを正常に保つ」ために、歯磨きをします。

もし細菌を落とせないで放置していると何が起こるのか、時間経過とともに解説します。

**第1ステージ**

「歯磨きをしてスッキリ」と私たちが思っているそのとき、唾液の成分からできる薄い膜

が歯につきます。

**第2ステージ**

最初に膜にくっつくのは善玉菌（初期付着菌）で、平素は無害です。この時点では問題はなく、歯についている菌全体を初期プラークということもあります。

**第3ステージ**

ここからが問題です。最初にくっついた善玉菌たちにくっつく〝後期定着菌群〟と呼ばれる菌が増えることで事態は悪化していきます。代表的なものでは歯周病菌のＰｇ菌や、メンテ2で説明するむし歯菌の代表であるミュータンス菌などが、善玉菌の表面にくっつきます。この段階で病原性の高いプラークになってきています。

**第4ステージ**

このまま歯磨きをしないでいると、歯にくっついた細菌の集合体は〝成熟期〟を迎え、粘着性のネバネバな物質を作り出します。すると歯の表面にベターッと細菌どうしがくっついて、中は閉鎖的な空間になります。歯磨き粉やマウスウォッシュに入っている消毒薬や殺菌薬はまったく入っていきません。

これが「バイオフィルム」と呼ばれるヌルヌルした〝バイキン城〟です。この**成熟（放置）したバイオフィルムは、歯ブラシではもはや取れません。**歯ブラシは表面をかすっているだけです（意外に、爪で引っ掻くと少し取れます。水場のヌメリをヘラで取るのと似ています）。一部は石灰化して歯石になります。

上の前歯の表面は、1番平らで広く磨きやすいはずですが、バイオフィルムがあると、口の病気に繰り返しなってしまうだろうと予測できます。甘いものが好きな人の口には、何層にも重なった「歴史」を感じるバイオフィルムができあがっているのを目にします。それでも、その方々は歯を磨き、「磨いているのに、むし歯や歯周病になるのはオカシイ！」と感じています。

この現実と幻想のギャップこそが、多くの方が「磨いているのに、何で歯が悪くなるんだろう？」という疑問・不安の根本的な問題です。

歯のプロがバイオフィルムを発見したら、その時点で破壊しますが、このまま体の持ち主に気づかれず、バイキン城を一掃できる場所である歯科医院にも行かないでいると、何年でもバイキン城の中で、細菌たちは快適に生き続けます。

成熟したバイオフィルムは「小宇宙（ミクロコスモス）」とも呼ばれ、さまざまな細菌が協力しながら助け合って、消毒薬や殺菌薬から身を守っています。ある菌の食糧は別の菌の排泄物だったり、ある菌が作った物質を別の菌が利用したりと、入り組んだ関係ができあがっています。菌どうしコミュニケーションをとって、中の細菌が増えすぎないようにコントロールしています。快適なすみか（歯）を求めて近隣に移転する場合もあります。または、体の別の部分に移転する場合もあります。腸までたどりつけば、腸内フローラのバランスを変えて免疫に影響する可能性があります。さらに、肺に行けば、誤嚥《ごえん》性《せい》肺炎を起こす可能性があり、心臓に行けば、感染性心内膜炎になる可能性があります。大腸に行けば、大腸がんを起こす可能性があります。いずれも同じ細菌ではなく、それぞれが住みやすい新たな場所で定着します。

その生命体自体から移転、つまり他人にも感染します。むし歯菌のミュータンス菌は、主に母親からの親子感染が非常に多い菌です。あなたのむし歯菌は、おそらくお母様からやってきました。しかし、むし歯菌はパートナーには、ほとんどうつりません。

対照的に、歯周病菌の代表格であるＰｇ菌はパートナーにうつります。歯周病菌を検出した８組の夫婦を調べたところ、夫婦ではＰｇ菌のタイプが完全に一致しました。そこで、Ｐｇ菌は夫婦間感染すると結論づけられました。こうなると、パートナーの口の衛生状態に無関心ではいられないはずです。

## ❖歯ブラシが無力になる前に

今までの話で、歯の磨き残しがどのくらい放置されるかによって他の歯や器官、そして親しい家族・パートナーにまで影響するということがわかっていただけたかと思います。

バイオフィルムを放置して成熟させてしまうと、むし歯菌や歯周病菌が通常よりも増殖して、細菌たちにやりたい放題やらせることになります。つまり、病気を発症し、重症化していきます。むし歯も歯周病も、口腔内フローラのバランスが崩れて長い時間をかけて発症し、慢性的な状態になります。

**むし歯や歯周病を予防するためには、細菌が頑丈な〝バイキン城〟を作り上げる前に、毎日、口の環境をリセットしましょう。**歯ブラシで取れないぐらいにバイオフィルムを成熟させてはいけません（第3ステージ）。唾液の成分からできた薄い膜が歯につき（第1ステージ）、その膜に善玉菌（第2ステージ）がくっつくくらいまでは、簡単にセルフケアができます。

**バイオフィルムができてしまったら、しっかり物理的に取るしかありません。**歯科医院で特殊な器具を使ったクリーニングをしてもらいましょう。クリーニングの後に、舌で歯を触ると「ツルツルになってる！」という感じがあるかもしれません。それは、ヌルヌルの成熟したバイオフィルムをとってもらっているからです。

また最近では口の細菌バランスを保つ方法も各所で検証されています。例えば腸内細菌が口の細菌と一緒にミュータンス菌の増殖を止めるという発見から開発されたプレバイオティクスや、口の善玉菌を優勢にして病原菌を減らすというリプレイスメントセラピーなどの研究が進められているので、これらの効果にも期待したいところです。

## 歯周病菌が全身に運ばれると起きること

### ❖全身の疾患につながる歯周病

時々「私はむし歯がないから歯は大丈夫」と思い込んでいる人がいるのですが、そうとも限りません。きれいに磨けている場合はよいのですが、「むし歯はないけれど、歯周病がひどい」ということもあります。

**歯周病とは細菌の感染によって歯ぐきに引き起こされる炎症性疾患で、歯を支える骨などが溶けて、歯をグラグラにしてしまう病気です。**

歯周病は歯ぐきの下で静かに進む病気なので自分ではわかりにくく、見た目では健康できれいな歯だと勘違いしてしまいがちです。「私は歯で困っていない」と歯科医院にしばらく行かず、歯がグラグラになったり歯ぐきが大きく腫《は》れたりしたことで受診して、やっと歯周病が発見される場合もあります。

歯というのは、骨に周りをしっかり囲まれていますが、骨と直接くっついているわけではありません。ハンモックのような〝歯根膜〟というものが歯の周りを取り囲んで、歯と骨をつないでいます。歯周病になると歯根膜と骨が下がってきます。歯周ポケットが深くなる、つまり歯の周りに異常な溝ができるということです。歯科医院では、診察やレントゲン写真で、歯周ポケットがどこまで深くなってしまっているか、骨がどれくらいなくなっているかなどを確認します。そこで初めて、歯が危機的状況にあることを指摘されて、びっくりする方もいます。そんな場面では「どうしてもっと早く来なかったんだろう。おかしいのは十分に感じていたはずなのに」という思いも拭《ぬぐ》いきれません。

歯周病では、歯ぐきが赤く腫れたり、歯磨きで出血したりします。痛みがないからといって放置してしまうと悪化していきます。歯周病菌の刺激に対して歯ぐきの周りの細胞がずっと反応し続け、炎症がくすぶった状態になります。その結果、**歯周ポケットが深くなり、歯の周りが壊されて歯がグラグラし、周りの骨も徐々になくなっていきます**（歯がなくなるのも困るのですが、一緒にその周りの骨の高さも下がるので、その後のインプラントや入れ歯の治療で困ることが多いです）。

歯が残せなくなり、さらに骨がなくなる前に、しっかり対処して進行を止めることが大切です。歯周病発症のリスク因子には、体の要因（糖尿病や遺伝など）や環境の要因（生活習慣や喫煙など）もありますが、ここでは歯周病の原因になる細菌である歯周病菌に焦点を当てます。

歯周病菌とはいったいどういうものなのか、まずは知識を深めていきましょう。

## ❖Pg菌をトップとする歯周病のピラミッドの成り立ち

歯周病菌は歯周ポケットの奥の環境が大好きです。歯周病菌の中でもっとも悪名高いのは、ポルフィロモナス・ジンジバリス（Pg菌）。Pg菌は40歳以降の人の多くがかかる歯周病（慢性歯周炎）の歯ぐきなどから見つかります。Pg菌と他の2種を合わせた歯周病菌トリオは、〝レッドコンプレックス（最重要歯周病菌）〟と呼ばれ、口の中では歯周病菌の王者として君臨しています。

歯磨きが不十分な口の細菌構成はピラミッドのように表わされます。実は、小学生・中学生と大きくなるうちに、私たちの口に住み着く常在菌のバランス構成が決まっていきます。口をきれいにキープして善玉菌の割合を増やせば、Pg菌などの歯周病菌が入り込むスキがありません。しかし〝順調に〟歯を磨けない状態で成長した人は、ピラミッドの1番下から細菌が積み上がるように菌の構成が変わっていき、最後に歯周病菌の親玉であるPg菌などがトップにおさまり、完成します。

バイオフィルムが作られ、成熟していくと、その間に細菌のバランスがどんどん変わっていきます。歯周病は急になるものではなく、じわじわ10年以上かけて、いろいろな細菌が集まって、歯周病菌が住みやすい組織を作って発症するということがわかってきました。親玉であるPg菌は、歯周ポケットを洗い流す役割のある液（血清）に含まれるタンパク質を分解しながら生きています。また、炎症で歯周ポケットに血が出ると、血中の鉄が大好物なのでどんどん食べて増えます。Pg菌にしてみれば、出血が続く炎症は長く起きれば起きるほどよいのです。東北大学の多田氏らの研究では、出血したあとにその傷が治るのをPg菌が遅くしていることが明らかになっています。

体の主が歯ぐきから出血するのを怖がって歯磨きをしないと、Pg菌は大喜びします。**出血はきれいにできていないサインですから、怖がらずにしっかり磨きましょう！**

歯周ポケットの深さは3ミリまでが正常ですが、28本の歯のすべての場所で5ミリ以上の歯周ポケットが存在したら、手のひら分の傷が開いているのと同じことです。その傷から細胞に入った後は**血流に乗って、歯周病菌やその毒素が全身に随時流れていきます。**

実際に心臓や脳、肝臓、妊婦さんの胎盤などさまざまな場所で、歯周病菌やその毒の成分が見つかっています（むし歯菌も心臓の悪い方の心内膜や脳出血の部位で発見されています）。

## ❖歯周病菌が腸内フローラのバランスもくずす

**歯周病菌は、歯に悪影響を与えるだけではありません。腸内細菌のバランスをくずして全身の免疫力の低下につながることがわかってきています。**

千葉大学医学部付属病院で、約10年という長い期間かけてある研究が行われました。歯科・口腔外科だけでなく、消化器外科・心臓血管外科・血液内科の治療のために入院している患者さんに専門的な口のケアをしたところ、**口と関係ない診療科の患者さんが早く退院でき、医療費の節約効果は10％以上という結果が得られた**のです。抗生物質を使う日数も口のがんの治療が終わった後、少なくて済むことがわかっています。

このことからわかるのは、口のケアは全身の健康にとって大事だということと同時に、口のケアをしないと治る力を邪魔してしまうことがあるということです。

これまでは、口の細菌は唾液にのって飲み込まれても、胃酸で殺菌され、腸も防御機構があるため、基本的に影響はないと考えられていました。ところが最近では、Ｐg菌は腸まで到達して腸内フローラに悪影響を与えることが報告されています。

口にいる病原性の高い細菌を飲み込んで、腸内フローラのバランスが崩れると、腸の免疫もダウンしてしまいます。重症の歯周病患者さんでは、なんと、10億から１０００億の

Ｐｇ菌を含む1兆から10兆の口の細菌を唾液と一緒に1日で飲み込んでいるという計算になります。

新潟大学の山崎和久教授らの実験で、Ｐｇ菌を口から1回でも投与されたマウスは腸内細菌のバランスが崩れることがわかり、さらに繰り返して口からＰｇ菌を投与すると、腸内バランスの変化とともに腸の炎症がひどくなることがわかりました。ちなみにＰｇ菌自体が新たに腸内細菌となるのではなく、他の細菌の増減が影響しているようです。

腸内フローラがよい影響を受けるということで、ビフィズス菌のヨーグルトや乳酸菌飲料を積極的に取り入れている人もいるかもしれません。しかし、逆の作用もしかりで、腸内フローラに悪影響を与えるＰｇ菌を毎日飲み込んでいると考えると恐ろしくなります。

もう一度、唾液腺と腸の免疫の相関関係について思い出してみましょう。

腸内細菌のバランスがよく免疫がうまく働いている状態では、口の中の免疫もよく働いています。反対に腸内細菌のバランスが乱れていると、免疫は落ちていて、口の中の免疫も下がります。

口の免疫も、腸の免疫に影響します。歯周病菌が飲み込まれて、腸内細菌バランスを崩すとＩｇＡが減り、唾液腺からのＩｇＡも減ってしまいます。すると口の健康が侵《おか》され、体の玄関としての口の守りが脆弱《ぜいじゃく》になります。

それが結果的に、腸に多く異物として細菌やウイルスが届くことになり、腸内細菌のバランスを崩すという悪循環に陥ってしまいます。

そう考えると「口をきれいにすると、早く退院できる」という知見も納得できるのではないでしょうか。

## ❖全身の病気と歯周病の関連

歯周病が口の中だけでなく、体のいろいろなところで悪影響を及ぼしていることは、ようやく認識が広まってきました。

歯周病菌と関連があるとされる全身の病気は、100以上あります。その理由は、共通する背景が「慢性炎症」だからです。科学的に解明されてきている代表的な病気を紹介します。

### (1)糖尿病と歯周病

糖尿病の人は歯周病になるリスクが高く、歯周病は糖尿病の第6の合併症とも呼ばれています。糖尿病でない人に比べて糖尿病患者の歯周病率は約3倍です。反対に、口を清潔にし、細菌の数を減らす歯周病のケアをすることで、血糖値をコントロールできることがわかっています。糖尿病と歯周病はコインの表裏であり、悪化するときも改善するときも、影響を与え合います。

### (2)狭心症・心筋梗塞《こうそく》（心血管疾患）・脳梗塞と歯周病

歯周病は心臓の病気のリスクを上げる可能性が示されています。動脈硬化が起きた箇所や心臓の弁などいろいろな場所から歯周病菌の病原体が見つかっています。また血の塊である血栓が、狭心症や心筋梗塞、脳梗塞の直接の原因ですが、この血栓ができる過程に歯周病の関与があると考えられています。歯周病の人は、そうでない人の２・８倍も脳梗塞になりやすいといわれています。

### (3)アルツハイマー型認知症

アルツハイマー型認知症だった方の脳から歯周病菌の毒素が検出されたという報告や、歯周炎はアルツハイマー型認知症のリスクを4倍高めるという報告もあります。Ｐｇ菌はさまざまなメカニズムでアルツハイマー型認知症に関与していると、現在では考えられています。九州大学のグループも、アルツハイマー型認知症に関連する脳老人斑成分のアミロイドβと歯周病について、新たな知見を発表しました。

ここに挙げた3つの病気のほか、歯周病との関連が注目されているのは、リウマチ、関節炎や一部のがん、誤嚥性肺炎などがあります。これからも、口の細菌と全身の病気との関わりについて研究が進んでいくと思われます。「体の健康は、口の健康があってこそ」ということは間違いないでしょう。

## ❖口の細菌と全身のがんの関係

**口の細菌は、口腔がん・結腸がん・直腸がん・膵臓がんなどの全身の「がん」に影響を及ぼすこともわかってきました。** 今までに口の細菌が消化管のがん組織から見つかったことが次々と報告されています。

口の細菌が大腸に運ばれて、大腸がんが発生しやすい腸内フローラに変化させてしまうといいます。口腔や咽頭のがんの原因にもなりうることが明らかになっています。

1990年代に、「ピロリ菌が胃がんの原因の1つ」という論文が出てから、細菌やウイルスなどの微生物とがんの関係にパラダイムシフトが起こりました。1994年にWHOにより、ピロリ菌は細菌として初めてがんの原因に登録されました。

ピロリ菌は、歯周病の人のプラークや唾液中にも見つかっています。除菌しても再感染してしまうケースがあるのは、むし歯や歯周病に関係があるからではないかと考える研究者もいます。今では、口に生息するヒトパピローマウイルスや、真菌、寄生虫などもがん化のリスクがあるという報告があります。ディスバイオーシスであったり、細菌がコロニーを作ったり、体の別の場所に移動したりと、がんの性質とリンクするところもあり、免疫や炎症が関係するところも共通です。

今後さらなるデータの蓄積が必要ですが、数十年後ピロリ菌のように「『口腔内フローラのバランスを適正に保つこと』が○○がんの予防では当たり前」となっている可能性は十分にあると思います。

## ❖歯周病の人は新型コロナウイルスで8倍死亡しやすい⁉

100年前にスペインかぜが流行したとき、むし歯や歯周病などを持つ人のインフルエンザの罹患《りかん》率と死亡率が、そうでない人の2〜4倍であったと歯科医師が報告しました。

最近の1つのセンセーショナルな研究として、新型コロナウイルスと歯周病の関係があります。歯周病がある人とない人（計568人）とで、新型コロナウイルスの重症化の割合を調べたところ、歯周病がある人で重症化したのは12・8％、歯周病がない人で重症化したのは2・3％となり、歯周病があると重症化しやすいことがわかりました。

また、歯周病がある人とない人で感染後のリスクを調べたところ、新型コロナウイルスに感染した歯周病患者は**「集中治療室に収容されるのは3・5倍」**、**「人工呼吸器の装着は4・5倍」**、**「死亡は約9倍」**も、歯周病がない人と比べて多いとわかったのです。

この研究は「後ろ向き調査」なので、これだけで断定できるわけではありませんが、新型コロナウイルスと歯周病の関係性が明らかになりました。歯周病は国民病であり、平成23年度の歯科疾患実態調査では8割の人が「歯周病関連の症状がある」と答えています。そう考えると、大部分の人が他人事で済ませるわけにはいかないのではないでしょうか。

さあ、口をきれいにして細菌のバランスを保つことの意味や効果について、理解していただけたでしょうか。口をきれいにすることは、それだけ免疫力にインパクトがあり、パフォーマンスの低下を阻止するのに大切です。**免疫力を十分発揮するには、腸内細菌のバランスだけでなく、口の細菌のバランスも適正に保ち、その相互の関係性にも注目していくことが望まれます**。

免疫力の衰えを嘆く前に、お口メンテを実践しませんか。具体的な方法は、メンテ9でたっぷりお伝えしますので、心配ご無用です。

メンテ 02

# 「唾液」は病気の入り口である口の門番！抵抗力の要《かなめ》

## 唾液は多機能な「魔法の水」

❖ 唾液の分泌量は1日0・5～1・5ℓ

口の健康を陰ながら支えているのが、唾液です。

**40代、50代は再発むし歯になりやすく、長年隠れて蓄積していた口の問題が次々と露呈してくる年代です。これからお話しする唾液は、むし歯菌や歯周病菌に抵抗するために重要です。**唾液は口の中をめぐる〝川〟のようなもので、抗菌物質や免疫物質が入っており、さらに細菌を洗い流したり、食事等でミクロに溶けた歯を治したりします。

唾液の原料は血液で、体に役立つ成分が多く入っています。口・腸・全身の健康維持のためには、歯や歯ぐきのことだけを考えるのではなく、メンテ1で紹介した口の細菌、そして今回紹介する唾液の存在も含めて口の環境を整えることがポイントとなります。

唾液は〝縁の下の力持ち〟というより、空気のように〝気づかないけれど不可欠なもの〟です。**唾液には口内環境のバランスを保つ役割があり、唾液がなくなると途端に口の抵抗力はガタ落ちしてしまいます**。そのため「魔法の水」とも呼ばれています。

メンテ2では、普段スポットライトが当たらない唾液について考えていきます。


1日の大人の唾液量はどれくらいか、ご存じですか？

なんと最大1・5ℓといわれています。唾液の成分の99・5％は水です。唾液は血液から作られているため、体が脱水状態だと唾液に回す水分が足りなくなってしまいます。

食事でよくかむと、口の周りの筋肉が収縮し、唾液腺が圧迫されて唾液が出やすくなります。食事中は1分間に約4㎖のスピードで唾液が分泌されています。唾液が1番出るのは、味の刺激、中でも酸による刺激です。私たちは梅干しで唾液がジュワッと出るのを経験的に知っています。

それ以外の刺激のない〝安静時〟の唾液は、1分間に平均約0・3㎖と微量です。しかし、安静時は1日に16時間ありますので、安静時の唾液のほうが体に影響が大きいといえます。

図2

### 3つの大唾液腺

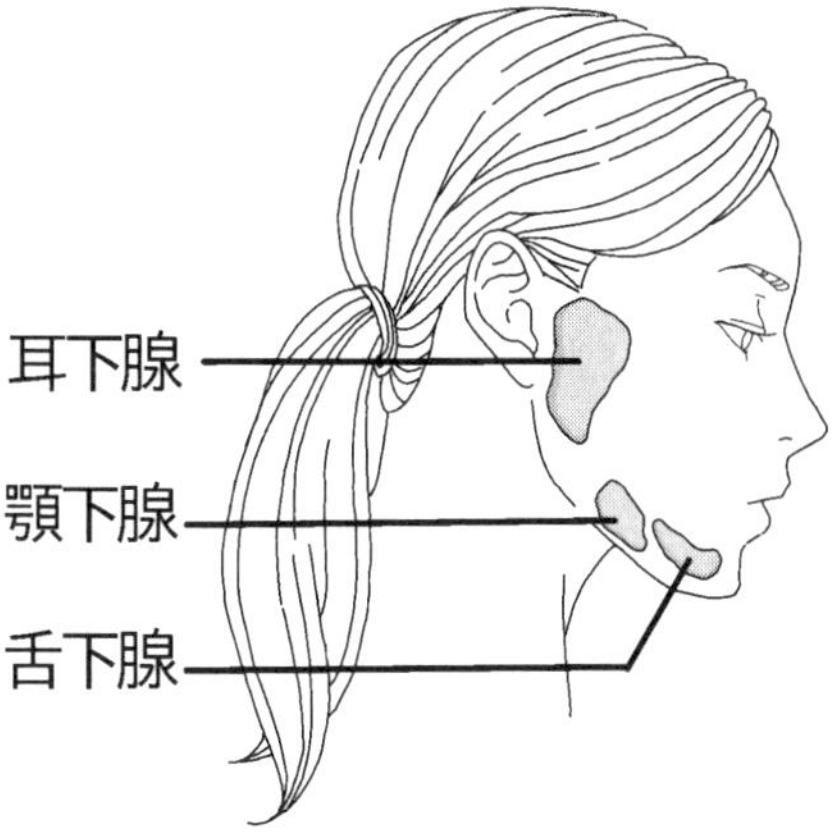


　唾液を作っている工場は唾液腺と呼ばれる場所です。唾液の95%は、三大唾液腺である耳下腺《じかせん》、顎下腺《がっかせん》、舌下腺《ぜっかせん》で作られています（図2）。残りの5%はくちびるや口の天井部分、また頬にある小唾液腺から作られます。

　食事のときに分泌される唾液は主に耳下腺からで、安静時、特に睡眠中は、顎下腺や粘膜にある小唾液腺からも唾液が作られます。

　細菌を洗い流す役目のある唾液の量は睡眠中に大幅に減るため、寝ている間に口の中の細菌が増えていきます。朝起きたときに口が臭うのは、このためです。夜寝る前と朝起きたら歯磨きをするようにと歯科医などが口を酸《す》っぱくして言うのは、細菌を減らしておきたいという理由からです。

## ❖ 実はすごい！　唾液の働き

唾液は口という体の玄関で、食べやすくするだけでなく、口を通して外部から入ってくる細菌などから体を守るなど、重要な働きをたくさんしてくれています。

**(1)消化を助ける**：唾液中に含まれるアミラーゼという消化酵素が、食べ物に含まれるデンプンを分解し、胃で消化されやすくしてくれます。

**(2)口の中を洗い流す**：唾液腺から出たばかりの唾液の中には細菌は混ざっていませんが、口の中をめぐって飲み込まれるときには、口の中から唾液によって流された細菌が多く入っています。口の中にある食べかすや細菌を洗い流してきれいに保ち、むし歯などを防いでくれているのです。唾液が十分に流れないと細菌や細菌の作ったゴミ、食べかすは口内に溜《た》まることになります。

**(3)食べ物をまとめて飲み込みやすくする**：よくかんで小さくなった食べ物を唾液でくるんで飲み込みやすくしたり、口の中にくっつくのを防いだりする〝潤滑油〟のような役割もあります。また〝味物質〟として、舌にある味を感じる部分にくっつくため、食べ物の味を感じやすくします。

**(4)ミクロに溶けた歯を修復する**：細菌の出す酸や飲食物の酸などによって歯の成分はミク

口に（細かく）溶け出します。唾液はそのように酸化した口の中を中性にして、溶け出した歯を修復し、元に戻します（歯の脱灰から再石灰化を促す）。

**(5)口の粘膜を守る**：唾液の中のムチンというネバネバの潤い成分などが口の中の粘膜全体を覆って保護し、修復してくれます。唾液が減ると傷ができやすくなり口内炎などになりやすくなります。ちなみに唾液中のムチンは飲み込まれることによって食道や胃の粘膜も保護するため、逆流性食道炎の予防になっていると考えられています。

**(6)有効な成分が多数**：唾液には、さまざまな抗菌物質や歯を強くしたり歯が溶けにくい環境を作ったりする成分が含まれています。さらに唾液中には抗菌作用や抗がん作用のある成分やＩｇＡ（免疫グロブリンＡ）が含まれています。

## 唾液の力でミドル世代の再発むし歯対策を

### ❖〝唾液川〟の流れからわかる、むし歯になりやすいところ

唾液の働きの中で「(4)ミクロに溶けた歯を修復する」と紹介しましたが、これは要するに、唾液にはむし歯を予防するための重要な働きがある！　ということです。

人間の口の中は普段は中性に近い弱酸性に保たれていますが、食事をすると、むし歯の

原因菌が酸を作り出して酸性の状態になり、歯の脱灰が起こりやすくなります。唾液はその酸性に傾いた口の中を中性に戻してくれます。

また、むし歯菌の出す酸は歯の結晶をリン酸とカルシウムに分解してしまい、エナメル質からミネラルが溶け出してしまいます。これを「脱灰」といいます。そのときも唾液中に含まれるミネラル成分がエナメル質に戻り健康な状態に戻す「再石灰化」を促進してくれるため、むし歯になりかかっている歯を修復してくれるのです。

実際に、**口の中の唾液の流れを見てみると、唾液がむし歯を予防してくれているのがよくわかります。**むし歯はなりやすいところが決まっています。並んでいる歯の位置によって、むし歯のなりやすさがまったく違っているのです。それに影響するのが、唾液の大きな流れである〝唾液川〟の流れです。

前歯の表側がむし歯になってしまった経験がある人もいるのではないでしょうか？

前歯は1番磨きやすいところなのに、なぜむし歯になってしまうのかというと、唾液が1番届きにくいからです。唾液は、口の中全体に行き渡っているのではなく、偏りがあります。1番唾液が届きにくい上の前歯の表側と、唾液腺の管の開口部に近い、下の前歯の裏側とでは、唾液の流れるスピードに10倍の差があります。

だから細菌が流れにくく、１００％のオレンジジュース（pH３・３）を飲んだ後、そのままくちびるを動かさないと、上の前歯の表側は30分たっても強い酸性に傾いたままです。会話でくちびるを動かせば、唾液が回っていきますが、夜にジュースや清涼飲料水などを飲んでそのまま寝る習慣があると、上の前歯の表側はだんだん溶けて、むし歯になっていきます。

むし歯のなりやすさが唾液の出る場所によって決まるということを知ると、より歯磨きに注意しなければいけない場所がわかってくるはずです。

逆に、フッ素を塗って寝るときは、唾液で流されない上の前歯が1番効果が高くなります。マウスピースをつける前にフッ素を塗ったり抗菌剤を入れたりするのも、同じ原理です。

口の中でもっとも唾液量が多い箇所は、唾液腺管の開口部です。唾液が出てくる場所で、いわゆる地下水の出口、湧き出る泉です。場所は上の奥歯の横（外側）と下の前歯の内側です。

開口部の周辺は〝唾液川〟が勢いよく流れて細菌や汚れを落としてくれるため、むし歯になりにくいのですが、開口部から離れているところは細菌や汚れが落ちにくく、むし歯になりやすい傾向があります。同じ歯でも、開口部に接している面はむし歯になりにくく、開口部の反対側は、よりむし歯になりやすいです（図3）。

図3

歯磨きの難しさと唾液の影響を考慮したむし歯のなりやすさ

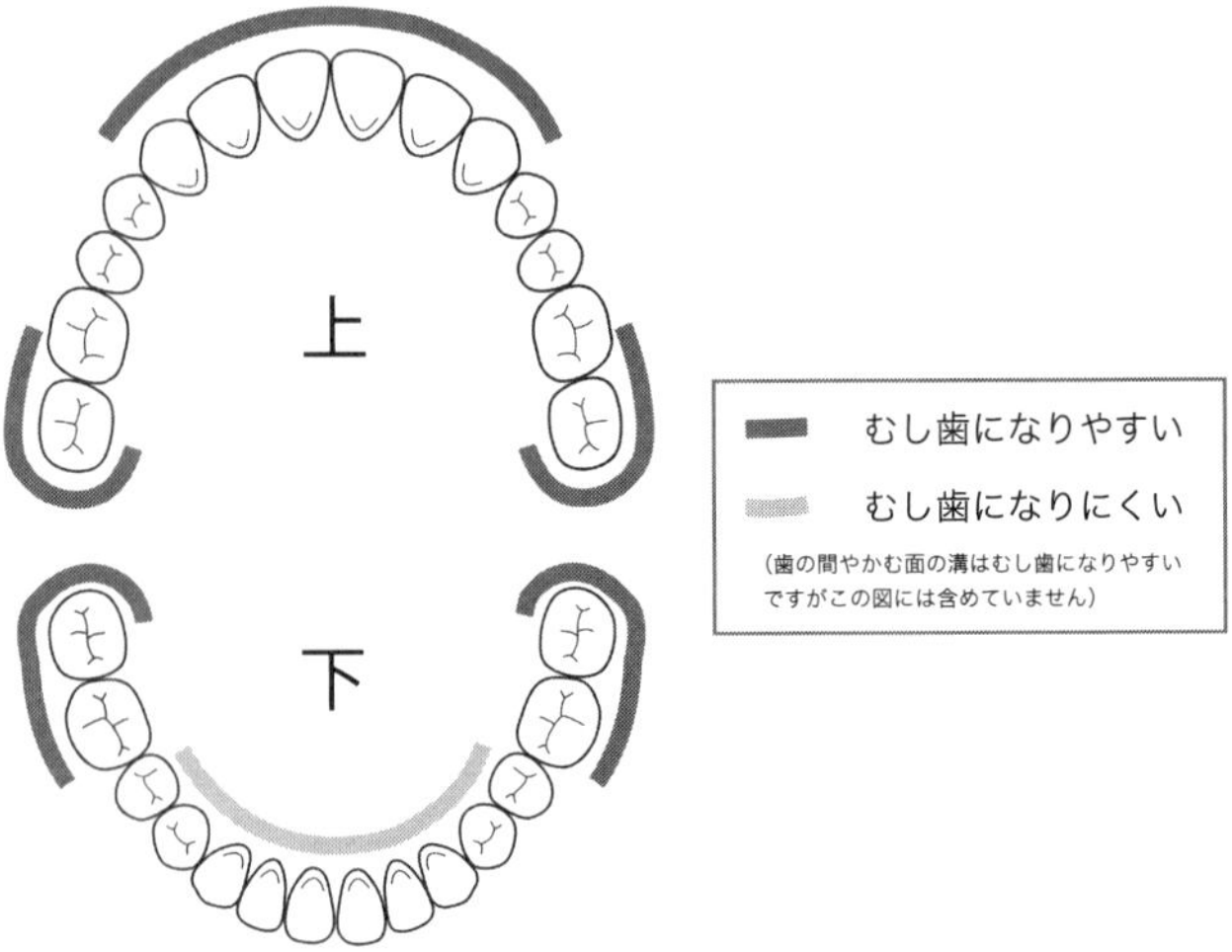


一方で、開口部周辺は唾液のミネラルがプラーク（歯こう）と反応して、歯石がつきやすい場所です。汚れが残っていると歯石になりやすいのです。いずれにしても、開口部の周辺は唾液の影響を1番受ける場所になります。

## ❖「歯虫」という虫ではなかった！ むし歯の原因がわかるまで

そもそも「むし歯」とは何かというと、口の中に存在するむし歯の原因菌（ミュータンス菌など）が出す酸によって歯のカルシウムなどが溶け出し、歯がもろくなり、穴があいてしまう病気のことです。

数百年前まではむし歯の原因がわかっておらず、歯の中にいる「歯虫」が歯を壊すからと信じられ、西洋や中国では燻《いぶ》して歯虫を殺す〝治療〟が行われていました。明確な原因もわからず有効な治療がないむし歯は、古代から人々を苦しめてきたのです。「細菌が作る酸が歯を溶かす」という概念は、1883年に〝細菌学の父〟と呼ばれるロベルト・コッホの弟子であるミラーが提唱して発展していきました。

また、むし歯菌の1つであるミュータンス菌でむし歯が起こることを証明したカイスは、3つの因子が関連して、むし歯ができているという理論を発表しました。これは「カイスの輪」と呼ばれています。

**①歯の質、②細菌（むし歯原因菌）、③食物（糖）という3つの因子の輪が重なったとき、時間の経過とともに、むし歯になりやすくなる**という理論です。

カイスの輪は、むし歯予防に何を気をつければよいのか理解するのに役立ちます。私はこの理論をもとにむし歯予防を学べるボードゲーム「歯の王様をまもるゲーム」（デザイン：スピカデザイン大下修央氏・イラスト：水月アオ氏他・英訳：株式会社トキタ〈代表取締役・土岐田健太氏〉・協力：DUOデンタルクリニック大月基弘氏）を開発しました。カイスの輪をボードに反映したり、日常の甘い誘惑がよくない理由がわかるカードを作ったりと、予防の知識をつける内容となっています。

歯磨きをしているからむし歯にならないはずなのに、なぜ私はむし歯になるのか？　と疑問に思っている方は、まず、カイスの輪を頭に入れて点検してみることをお勧めします。

## ❖むし歯はどのように歯を蝕《むしば》んでいくのか

実験によると、**歯磨きから60時間以上が経つとバイオフィルム（細菌などの代謝物の凝集体）ができます。**細菌は口からの食物を栄養源とし、酸という形で放出します。通常は、口を酸性から中性に戻す唾液の働きで、むし歯にはなりません。

しかし、バイオフィルムができてしまうと、むし歯菌が活動を活発化して病気という形になって現れます。砂糖があればネバネバした物質が出て、バイオフィルムが頑丈にくっつき歯ブラシでは取れなくなります。その中で酸性になり、唾液の力が届かなくなり病原性が増していきます。詰め物や被せ物などの人工物も、バイオフィルムのでき方に影響します。

ここで歯の構造の復習です。

私がセミナーでよく出すクイズを一問出してみます。

Q：歯の1番内側は何色だと思いますか？　次の3つの中から選んでください。

①黄色　②黒　③赤

A：答えは③赤です。

図4

**歯の構造**

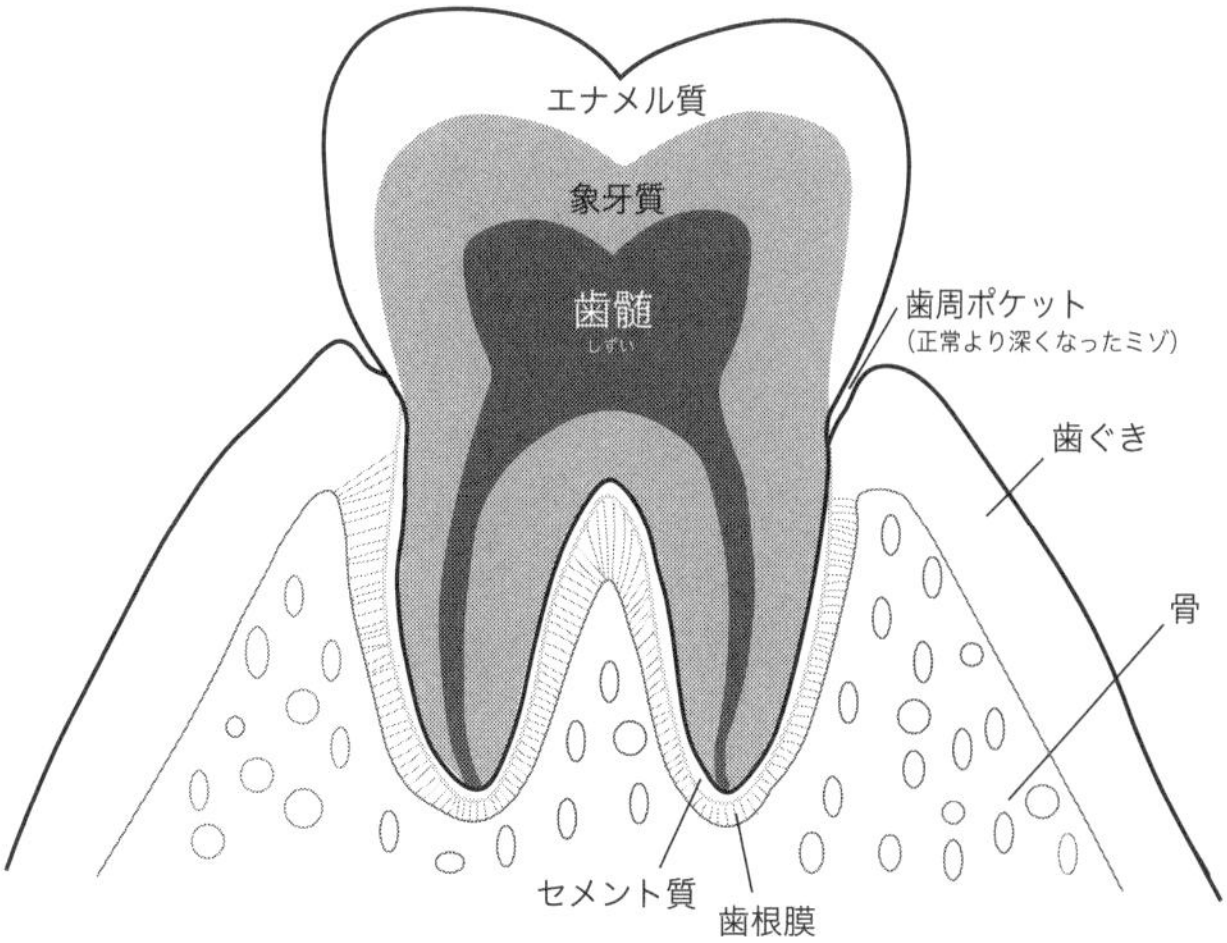


歯は三層構造になっていて、中心には神経の「歯髄腔《しずいくう》」があり、それを囲むように「象《ぞう》牙質《げしつ》」、そして1番外側では体の中でもっとも硬い「エナメル質」が象牙質を覆っています（図4）。

歯の中心の「歯髄腔」では、歯髄細胞（誘導するとiPS細胞になることも可能）や象牙質を内側から作る細胞、免疫担当細胞などが生きていて、痛みや温度などを感じる神経線維が走り、血が通っています（一般的に〝歯の神経〟と全体をさしていわれます）。血が通っているため、答えは③赤です。象牙質と歯髄は複合体と呼ばれます。

「考えてみたことがなかった」「歯の中は赤なんて意外」と思われたでしょうか。それでは、外側から順番に歯の構造を説明します。

バイオフィルムを放置すると、歯の表面からミネラル（リン酸イオンやカルシウムイオン）が失われたまま（脱灰）、唾液から補給されないので、初期むし歯へと進みます。このときの歯をよく見ると、表面の光沢がなく白い斑点の連続のように見えます。これを見て歯が白くなったと喜んではいけません。エナメル質の表面直下で、結晶に隙間があいて疎《まば》らな状態に変化し、酸はさらに内部に入っていきます。エナメル質の1つ1つの結晶も形が変化して、空洞化が進みます。

**この「初期むし歯」段階までは、唾液からミネラルが戻ったり、一緒にフッ素を取り込んだりすることで、むし歯で穴があく一歩手前で引き返すことができます。**

しかしさらにむし歯が進行してしまうと、表面に残っていたエナメル質も割れてしまい、完全に穴ができます。こうなると、もう元に戻すことはできません。細菌も弱い構造のすきをついて中に入っていきます。

エナメル質の境を越えると、その内側は歯の本体部分である象牙質です。象牙質には、細い管が走っていて、その無数の管の中をむし歯菌が進んできます。冷たいものや甘いものに歯がしみるというのは、多くの場合この段階です。象牙質の管の中心側では、細菌の襲撃を受けて免疫を担当する細胞が急速に集まって忙しく働き始めます。細菌を食べたり援軍を呼んだりします。人体でもっとも硬いエナメル質が、治療用のスプーンでもすくえる軟らかさになってしまうとは、尋常ではありません。熱いものでひどくしみたり、何もしなくても痛みがずっと続いたりするような状況では、〝歯の神経〟は死に向かっています。この段階でも〝歯の神経〟をとって病気が骨にいかないように予防する治療（根管治療）が必要です。

神経が死んでしまうと、あれほど痛かった痛みも、不思議と感じません。実際に「かなり前に痛かったことがあるけれど、そのうち痛くなくなったので歯科に行きませんでした」「ああ、死んでたから、痛くなかったんですね」という方がいます。

痛みを感じなくなって放置していると、やはり悪化してしまいます。頑張って戦っていた歯を守る細胞たちは皆死んでしまい、残った城（歯）も廃墟となりました。歯の中心で援軍を求めて叫んでいましたが、その甲斐虚《かいむな》しく、細菌との戦いは終わりました。

「夏草や　兵《つわもの》どもが　夢の跡」

細菌はさらに、歯の隅の隅まで進んだり、歯の根っこの表面に出ていったりして、まだまだ戦いが続きます。歯の神経（根っこ）の病気、根尖性歯周炎《こんせんせいししゅうえん》という状態で、歯の根の先を中心に歯に接する骨が徐々に溶けていきます。

場合によっては、腫れて痛みが出たり、ウミが歯ぐきに出てきたりします。免疫力が落ちていて細菌の突破力が凄まじい場合は、鼻の横の副鼻腔炎《ふくびくうえん》や、あごや喉の下のほうまで炎症が広がって危険なこともあります。

### ❖40代以上に意外に多い再発むし歯

「再発むし歯」とは、一度治療したむし歯が再発して奥へ進んでしまっている状態です。

日本歯内療法学会が「歯の再治療」意識調査を20代から50代にしたところ、むし歯の再発で神経治療（根管治療）をした経験がある人は40代では46％、50代では66％となっており、記憶が曖昧な人は7、8割という結果でした。しかも、あまり覚えていない人ほど定期検診の頻度が低い結果でした。まさに〝忘れた頃にやってくる〟むし歯の再発です。

治療が重なってくると、歯の量も少なくなり、ほとんど根っこだけの歯は被せることが難しくなります。また、歯の厚みがなくなり薄くなるので、割れやすくなります。

抜歯の原因を見ると、1位が歯周病、2位がむし歯、3位が破折となっています。

ただ、むし歯が進み、歯が少なくなると破折しやすく、特に神経の再治療のときに歯が割れているのが見つかって歯を抜くケースが多くなります。ですから2、3位は共通した〝むし歯関連の抜歯〟として捉えることができ、**むし歯と歯周病は、やはり抜歯の2大原因**といえます。

歯の複雑な構造と細菌のしぶとさを考えると、神経治療をしないで済むほうがよいのがおわかりでしょうか。歯の神経の領域に踏み込むということは、パンドラの箱と同じです。むし歯自体も、治療は治すわけではなく、むし歯でなくなった歯の部分を補うだけなので、元に戻ったと勘違いして安心してしまうと、のちのち大変なことになります。

## 歯は〝限られた資源〟むし歯の進行を止めるためには？

担当する患者さんには「穴があいていた」「歯ぐきが腫れていた」のを放置したため重症化し、歯の神経治療に効果が表れず手術になったり、抜歯になったりする方が後をたちません。

私が驚くのは、とてもきれいにしている女性が「美顔器をあてていて気づきました」「ちょっと忙しくて」と歯を後まわしにしてしまっていることです。アンチエイジングに関心が高く、肌や髪には〝神経〟がいくけれど、歯の神経に無関心なのは悲しいことです。

説明すると、「この歯は残せますか」と突然歯の状況を心配し始めるので、私としてはいつも残念に思います。自分に歯の知識がないと認識せずに、そのまま忘れて無関心になるというのは、1番後悔が残るのではないでしょうか。

「大人でも、歯が生え変わればよいのに」「私が勉強してこなかったから悪いんですが、全然歯の知識がなくて」という患者さんの言葉を聞くと、私もせつなくなります。

歯は〝限られた資源〟です。1本として余分な歯はなく、かみ合わせに必要な歯です。そして1本の歯は何回でも治療ができるわけではありません。治療すればするほど歯の量と厚みが減り、被せるのが難しくなったり、割れてしまったりします。

このように歯は〝限られた資源〟であるがゆえに、**歯の寿命は実は、子どもの頃の治療の状態に大きく左右されます。**

ヨーロッパの5万人の追跡調査によると、子どもの頃の経済状況が、歯の寿命に関連することがわかりました。ヨーロッパの国では、経済状況が悪い＝治療が受けられないということがあります。

つまり、大人になって歯の治療費にお金を払ったとしても、子どもの頃からむし歯にならないように治療していた人と比べると、歯の寿命は短いことです。エナメル質は〝歯の鎧《よろい》〟なので、この部分を細菌に突破されないように子どもの頃から治療するのが本当は1番賢い方法です。それでもむし歯になってしまったら、再発しないようにオーラルケアを徹底し、歯科医院で定期検診を必ず受けることが大切です。

**「わからないから」と受け身の状態を続けるのではなく、積極的に自分から〝限られた資源〟である歯のことをわかろうという姿勢が不可欠です。**

大人の歯は親知らず以外では28本あり、どの歯に何の治療をいつしたかということが、何度もいろいろな歯を治療しているうちにわからなくなってしまいがちです。そこで、歯の記録のノートを作ることをお勧めします。自分で持つカルテのように、歯と歯ぐきの健康状態や歯の治療を記すノートを作ると、過去の治療の情報を再治療の参考にできたり、口の状況を自分自身で把握する助けになったりして、関心が出てきます。

歯科医院でもらう記録用紙を貼り付けてもよいですし、覚書だけでもかまいません。ノートのイメージがわかない方は、患者さん用に歯の記録ノートを私のほうでも作っていますので、巻末のQRコードからご確認ください。

## 次々と明らかになる「唾液」の成分や働きに注目!

### ❖唾液に関わる3つのノーベル賞

さて、ここでノーベル賞の話をしましょう。ノーベル賞の「3つ」とは何かというと、1つは1998年のノーベル生理学・医学賞と、残り2つは2018年と2019年のイグ・ノーベル化学賞です。イグ・ノーベル賞はノーベル賞のパロディーですが、ノーベル賞受賞者が出席してハーバード大学で授賞式が行われ、大学教授をはじめとして壮々たる方々が受賞しています。

2018年のイグ・ノーベル賞は「汚れ洗浄剤としてヒトの唾液はどのくらい有効か」というものでした。唾液に含まれるアミラーゼは、デンプンを分解する酵素です。アミラーゼは1970年代から世界的に洗剤に使用され、衣料の白さを保つのに役立っています。この研究では、絵画で使われる絵具などに対する唾液の洗浄能力・バランス力は有機溶媒と比べて、優れていることがわかりました。イグ・ノーベル賞だけに、実験をイメージした人から、いったい誰の唾液で研究したのか、というツッコミもきているようです。

2019年のイグ・ノーベル賞は「典型的な5歳の子どもが1日に分泌する唾液量の測定に対して」という研究でした。受賞者は、私が客員講師を務めている明海大学の渡部茂教授（小児歯科医）で、世界で初めて5歳児の1日あたりの唾液量を報告しました。授賞式で3人の息子さんがバナナをかんで吐き出すという方法を実演し、大きな笑いを誘いました。結果は、5歳児の唾液量は大人の3分の1で、1日に500㎖、ちょうどペットボトル1本分が出ているとのことです。子どもの小さい口の中で随分と出ているものです。

こうして考えてみると、ノーベル賞のパロディーといっても、唾液にはわかっていない驚きの発見やパワーがまだまだあるということになります。

では、〝本当〟のノーベル賞のほうに唾液腺がどのような関係があるかというと、キーワードは一酸化窒素（ＮＯ）です。一酸化窒素が、血圧や血液循環の調整に重要な役割を果たしているということを明らかにした功績で、３人の博士が１９９８年にノーベル生理学・医学賞を受賞しています。

実は、一酸化窒素が作られるのに、唾液腺と口の細菌が関係あることがわかってきました。また、歯の中の細胞でも一酸化窒素を作っていることがわかってきました。

一酸化窒素のもとは食物です。小松菜など緑色葉野菜に多く含まれている硝酸イオンが体の中で変換されるのです。さらにおおもとをたどると空気中の窒素が細菌の働きで土から植物に取り込まれたものです。以前は発がん性などの問題で、硝酸は多く取りすぎてはいけないといわれましたが、現在は体に必要な成分として、通常に野菜を食べる量では問題ないとされています。

食物の硝酸イオンは口から入ると、腸で吸収されて血液に入ります。その血液の一部が唾液腺に入り、濃縮された形で口の中にまた戻ってきます。すると、口の中の細菌の中で特殊な能力（硝酸還元能）を持つ細菌が働いて、体が使える最終形の一酸化窒素（ＮＯ）にするのに関与します。

**体が使う大切な一酸化窒素を作るのに、一部を口の細菌が手伝っていることがわかってきました。**口の細菌からすると生きるためにやっていることですが、それが私たちのためになっていたのです。

このような細菌で有名なのは、アクチノマイセスという菌で、ためなければ悪さをしない弱い菌です。歯周病にかかっている人は少なく、健康な人は多いとされ、口の健康のバロメーターの候補として注目されています。

さらに2020年に東北大学と新潟大学のチームが、別の硝酸還元能を持つ細菌を発見し、むし歯や歯周病の予防などに役立っている可能性があるという論文を発表しました。また、一酸化窒素に着目してICU（集中治療室）でのオーラルケアに問題提起をする研究も発表されています。患者さんが肺炎を起こさないようにオーラルケアをして口の細菌を減らしていますが、抗菌性のマウスウォッシュでは体の機能を落としてしまうかもしれません。

発表された論文は、抗菌性マウスウォッシュとICUでの死亡の関係を調べたもので、亜硝酸イオンを作る口の細菌を殺菌してしまうと亜硝酸イオンが減り、その結果、重要な役割をする一酸化窒素が減り、体がうまく機能しなくなることがICUでの死亡につながっているのではないかという仮説を提唱したのです。

ただ、同じマウスウォッシュは日本ではとても薄い濃度のものしか認められていないので、この結果をそのまま日本に当てはめることはできません。またそのマウスウォッシュは、新型コロナウイルスの医療従事者の感染予防に有効だったという報告もあります。

今後は、短期的に殺菌目的で使うのか、長期的にメンテナンスの目的で使っていくのか、マウスウォッシュを目的別に選ぶということも考える時代になっていくのかもしれません。

ちなみに基本的なことですが、口の細菌を減らすために1番効果的な方法は、物理的にプラークを取ることです。つまり、歯磨きです。


このように、「口の細菌の活動が、口や全身の健康と関わる」という視点の研究が、今後ますます盛んになっていくと思われます。すべての細菌と対峙するのではなく、〝健康に役立つ細菌をサポートし、悪影響を及ぼす細菌を働けなくする〟ということは、つまり口をよい環境を整えるということです。これからは〝腸活〟と同じように、口の細菌のバランスに注目したオーラルケアがますます必要になっていくでしょう。

## ❖唾液とストレス

唾液の新しい面を次々に紹介していますが、「唾液がストレスの解消に役立っている可能性がある」という話と「唾液がストレスを見る鏡として役立つ可能性がある」という2つの話をご紹介します。

口を見ると、下の前歯の裏側に唾液がたまっているのが見えますが、その場所が「舌の下」です。その粘膜から取り込ませる薬もあるように、この粘膜が吸収して、分解されずにダイレクトに血液の流れに入るルートがあります。

唾液は水分として飲み込まれて終わりではなく、いろいろな成分が違うルートで利用されていることがわかってきました。複雑で合理的な体の仕組みに驚かされます。

唾液腺で作られる成分の１つで、ＢＤＮＦ（脳由来神経栄養因子）というタンパク質が、脳の海馬の抗うつ作用を強めるということを神奈川歯科大学副学長の槻木《つきのき》恵一《けいいち》教授らがつきとめました。このタンパク質は、認知症との関連も指摘されていて、脳の神経細胞の成長に関わり、脳の健康維持やストレス耐性作りに欠かせない重要な成分です。

実験では、ストレスを受けたマウスの唾液腺からＢＤＮＦが作られ、血液中に増えました。さらに海馬でＢＤＮＦの量が少し増加しました。うつ病やＰＴＳＤ（心的外傷後ストレス障害）では、血液中のＢＤＮＦが減少し、同時に海馬体積の減少が報告されていますので、うつ病と反対の動きをしました。この結果から、唾液の抗うつパワーを十分活用するには、量をしっかり出すことが重要と言えそうです。

２つ目の「唾液が体のストレスを見る鏡になっている」という話は、コロナ禍で身近な存在になった唾液検査についてです。

唾液にはストレス関連物質（コルチゾールなど）が含まれています。これらの量を測定すれば、他人からはわかりにくいストレスや疲労が客観的にわかります。国から義務化されたストレスチェックでのストレス管理や、ストレスに関連する予防や早期発見、治療の指標となる可能性があり、今後は唾液検査の利用はますます広がってくるでしょう。

また、一部のがんの検査や更年期障害の進行度合いなど、唾液の分析で手軽にわかるようになりました。血液検査よりも負担が少ない方法ででき、未病の段階での早期発見・早期治療に役立つ唾液検査に大きな期待が寄せられています。

もう一度、唾液腺と腸の免疫の相関関係について思い出してみましょう。腸内細菌のバランスがよく免疫がうまく働いている状態では、口の中の免疫もよく働いているということです。反対に腸内細菌のバランスが乱れていると、免疫は落ちていて、口の中の免疫も下がるということでした。

口の免疫も、腸の免疫に影響します。歯周病菌が飲み込まれて、腸内細菌バランスを崩すとＩｇＡが減り、唾液腺からのＩｇＡも減ってしまいます。すると口の健康が侵され、体の玄関としての口の守りが脆弱になります。それが結果的に、腸に多く異物として細菌やウイルスが届くことになり、腸内細菌のバランスを崩すという悪循環に陥ってしまいま

図5

## 新しい健康モデル

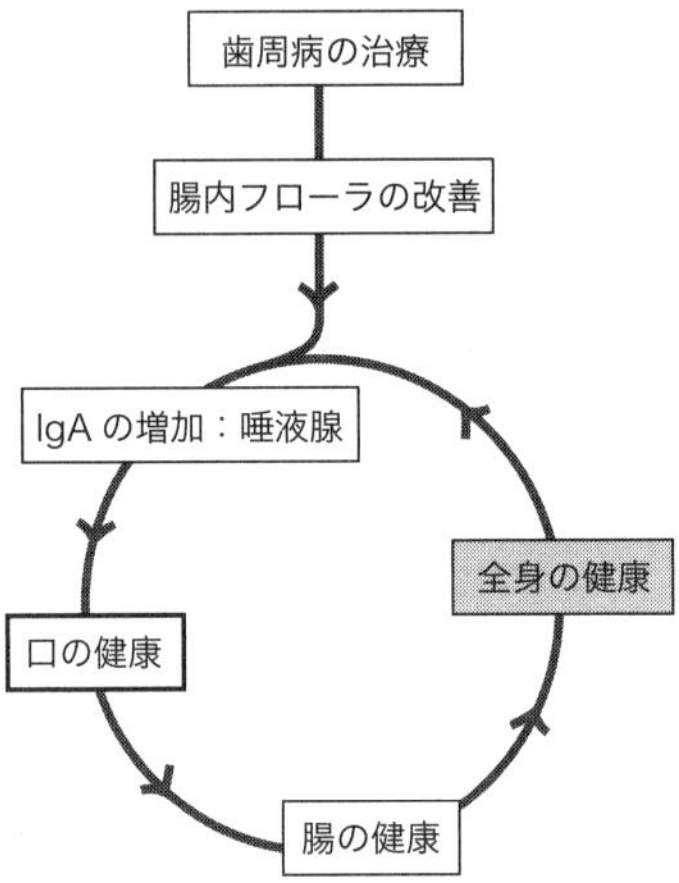


（日本唾液ケア研究会資料を一部改変）

す。

「唾液腺健康医学」を唱える槻木教授によると、この悪循環を断つためには唾液に注目した口の健康の維持が欠かせないといいます。

悪玉の歯周病菌を減らし、口内の細菌バランスを整えると、腸内細菌のバランスが改善して免疫が維持されます。腸のＩｇＡの増加に伴い、唾液腺のＩｇＡもアップして、口が健康になり、腸が健康になり、全身の免疫が整い全身が健康になる、という好循環を新しい健康モデルとして提唱しています（図５）。

簡単にいうと、**口内が汚いと外から細菌が入り放題なので、玄関をきれいにしましょう**ということです。

今まで述べてきたように、口内の細菌と唾液のいろいろなパワーに注目して、体にもともと備わっている防御力を最大限に働くようにすることこそが、まずは1番大切ということになります。

# 第2章

## 再認識された
## 〝お口メンテ〟の重要性
## アフターコロナに向けて、
## 今できること

ここからはコロナ禍ならではの「ストレスの問題」と「口臭」についてご紹介していきます。

新型コロナウイルスによる「不安やストレス」によって、歯の痛み・味覚障害・歯ぎしりの症状が出ている人が増えました。中でも歯ぎしりは大きな力が働くため、歯が割れたり、詰め物が取れたり、あごの関節などに対して破壊的になるので、早めのお口メンテが必要です。

また、マスク着用でクローズアップされるようになった「口臭」は、体の危険信号であり、口の環境が悪化している可能性があります。この機会にストレスや口臭に向き合ってみましょう。アフターコロナの世界でも必要なお口メンテです。

メンテ 03

# コロナ禍のストレスで増えた「歯ぎしり」が体を蝕《むしば》む

## ストレスで歯も不健康に⁉

### ❖ストレスによる歯の痛み・味覚障害・歯ぎしりの増加

コロナ禍を通して、私たちの今までの健康観が変わったことは間違いないでしょう。WHOの〝健康〟の定義で「健康とは、肉体的・精神的及社会的に完全に良好な状況であり、単に疾病または病弱の存在しないことではない」とあるとおり、精神的・社会的な面が特に注目されることとなりました。

コロナ禍による精神的ストレス（以降ストレス）は、健康不安や経済不安によるものだけでなく、社会とのつながりが薄れることも大きな影響を受けています。そうなると毎日の生活がストレスそのものとなってしまう可能性が十分考えられます。

ストレスはアンチエイジングの大敵ともいえます。私たちは毎日そのストレスに向き合わないといけないのです。

オーラルケアというと、肉体的健康だけに関係があると思われがちですが、メンテ3では心の健康（メンタルヘルス）との関連で、ストレスが口内に起こす変調について解説します。

**ストレスは歯の健康にも悪影響があることがわかっています。**

2020年に2万5千人あまりの15歳から79歳の男女を対象に行ったインターネット調査によると、**コロナ禍で収入が減少した人は「歯の痛み」が約1・4倍多い**という結果になりました。収入減少と歯の痛みの関係は、受診延期、歯磨き、間食など直接むし歯や歯周病に関係しそうなことよりも、ストレス（約21％）が強く関与していました。

また、心理的な問題の「味覚障害」の人が増えているようです。血液中の亜鉛の検査や味覚検査に異常がなくても、変な味がしたり、味がわかりづらい、わからないというタイプの味覚障害があり、加えて舌のヒリヒリした痛みを訴える人もいます（原因不明で舌の痛みが唯一の症状の場合、舌痛症といいます）。

ある研究では、味覚障害のこのタイプは約17％を占め、男女比は1対3でした。コロナ禍では以前にも増して、心理的な要因の味覚障害が増えていると思われます。

私がストレスが与える歯の影響で1番懸念しているのは「歯ぎしり」です。コロナ禍で、歯ぎしりをする人や、あごの関節とあごに関連する筋肉の病気である顎関節症《がくかんせつしょう》の患者さんの容態が悪化したり、増加したりしているという報告があります。

最近の研究ではコロナ禍のストレス、うつ病、不安は男性より女性のほうが高いことが示されています。女性は歯ぎしりや顎関節症を発症する傾向（感受性が高い）があります。

また、職業上のストレスと歯ぎしりの関係についても、戦闘機のパイロット、警察官、ITエンジニア、工場の労働者を対象にしていろいろな国で研究されました。一般的な職業の人の中で、歯ぎしりのある人の割合は20～30％なのに対し、職業的ストレスのある人では50～60％の割合で歯ぎしりをしている人がいると報告されています。

このように、ストレスと歯ぎしりとの関連が推測されていますが、まだすべてが解明されたわけではありません。

今のところ、歯ぎしりの原因として、ストレスのほかにライフスタイルの変化や薬・タバコ・アルコール・コーヒーなどの摂取、不安障害や睡眠の問題、逆流性食道炎、呼吸器疾患、緊張、遺伝などが挙げられています。通常、複数の因子が関連していることが多いようです（睡眠の問題はメンテ5、6で詳しく紹介します）。

また口の中の問題では、かみ合わせ、治療して入れた詰め物・被《かぶ》せ物、歯石、ぐらぐらな歯や歯ぐきやくちびるの問題でも、歯ぎしりが起こりやすくなる可能性があります。

**「気づかないうちに歯を食いしばっている」「寝ているときに歯を食いしばるらしく、朝起きるとあごが痛い」など無意識な食いしばりや歯ぎしりが常習化すると、さまざまな症状が体に起こってしまう**可能性があります。

## ❖歯やあごが壊れて気づく体の悲鳴

無意識のうちに上下の歯が不必要に接触している状態を「ブラキシズム」といいます。

ブラキシズムには3種類の動かし方があります。

①グライディング……上下の歯をギリギリする歯ぎしり
②クレンチング………上下の歯をグッと強くかみ合わせ食いしばる動作
③タッピング…………上下の歯をカチカチとリズミカルにかみ合わせる動作

歯ぎしりは、普段かんでいるときの3倍近くの力でギリギリと上下の歯をすり合わせています。歯はその力に耐えられません。

食いしばりも、口を開閉する筋肉のうち、閉める筋肉がかむときに使われるので、ずっと収縮していることになり、筋肉が硬直してしまいます。

歯ぎしりをしている人は、口の中を見ればすぐにわかります。典型的な歯ぎしりのサインは、歯がすり減っているかどうかです。奥歯はかむ面に山と谷があり、犬歯も本来の形は先が尖《とが》っています。けれども歯ぎしりしている人は、本来の山や尖っている部分が平らになっています。ほかにも、下あごの骨の内側にボコボコとでっぱりがある、舌や頬に歯を押しつけたような跡がある、治療したものがよく外れる・壊れる、歯にヒビが入っているなど、これらに当てはまる人はその疑いがあります。症状としては歯がしみる場合や、あごの筋肉にこわばりや痛みが現れたり、顎《がく》関節症になってしまったりするケースもあります。

**歯科関係者がプラキシズムによって何を心配しているかというと「壊れる」ことです。壊れるものは、歯、あご、歯を補うために治療で入れるもの（プラスチック、セラミック、インプラントなど）です。**想定以上の力がかかり、その力に耐えきれなくなったら、壊れてしまいます。

まず「歯が壊れる」とは、欠けたり割れたりするということです。むし歯で歯の中が軟らかくなっている場合とは別に、歯にヒビが入って、一部が欠けることがあります。特に治療した歯は、歯の量が減っているので割れやすくなっています。

もちろんすべてのヒビが割れるというわけではありませんが、ヒビが大きくなっていく可能性はあります。ヒビで歯がしみるというのは、刺激がヒビから歯の神経に伝わるということです。また、ヒビから細菌が歯の内部に入っていってむし歯になったり、神経が死んでしまったりして、神経の治療（根管治療）が必要になることもあります。

ヒビが歯の上のほうであれば、ヒビの境界線から小さいほうを除去することもできますが、歯の残りがどれくらいあるかということも問題になります。歯が根っこしか残らないようであれば、その歯を残せないかもしれません。

歯が完全に割れてしまった場合も、残念ながら残す術はありません。細菌が隙間に入っているので、頑張って残してもいったんはよいかもしれませんが、やがて歯を取り囲む骨が溶けていってしまいます。そうなると、次の治療のときに骨がないので不利になります。

歯周病で歯を支える組織に炎症がある場合は、歯ぎしりで「歯ぐきが壊れて」しまう可能性、つまり歯周病が悪化して歯がぐらぐらになり歯を抜かなければならなくなる恐れがあります。

## ❖ 歯ぎしりや食いしばりが、あごの症状へ

次に、過剰な力があごの関節にかかり「あごが壊れた」、つまりあごの症状が出てきた場合の話です。あごの関節やその周りに痛みがあったり、口を開けにくくなったり、開けるときに音がしたりする症状がある場合につけられる診断名が顎《がく》関節症です。

**顎関節症は、むし歯や歯周病につぐ3番目の病気で、女性は男性の1・5～2倍の患者さんがいて、40・50代では2、3割の人が「口を大きく開け閉めしたときに音がなる」という調査結果があります。**

症状のあるすべての人が、歯ぎしりや食いしばりに原因があるわけではありませんが、顎関節症と関係が深いといえます。

もともとの構造的な問題以外に、ストレスや緊張、硬すぎるものをかむことや、重いものの運搬、頬杖《ほおづえ》などの日中の姿勢、寝ているときの姿勢、歯ぎしり・食いしばりが発症メカニズムに関係していると考えられています。

顎関節症は次の4つのタイプに分類されます。①かむときに使う筋肉の痛み、②あごの関節の痛み、③あごの関節の中にあるクッションのような役割をする関節円板や関節の膜の形や位置の問題、④あごの関節の形の変化の問題。

顎関節症は、日常生活に支障がなくなれば悪化する病気ではないので、セルフケアと歯

科でのケアでメンテナンスを続けて、症状が出ないように気をつけます。

歯ぎしりや食いしばりがリスク因子であれば、それを取り除くことが1番よいことです。歯ぎしりや食いしばりは寝ているときは気づくのは難しいのですが、起きているときに無意識にやっているならば、止めることができるかもしれません。

## ❖歯が原因でない歯の痛み

顎関節症との関連で、「筋・筋膜痛」という痛みがあるのをご存じでしょうか。これは、筋肉とそれを包む膜からくる痛みです。頭から首にかけての筋・筋膜痛が原因で別の場所に痛みを感じている人は55％で、その中で歯が痛いと感じる頻度は50％との報告があります。咬《こう》筋や側頭《そくとう》筋が8割近くの原因とされ、胸鎖乳突筋《きょうさにゅうとうきん》が原因のことも2割弱あります。

つまり、少し離れた頭や首の筋肉に原因があるのに、歯が痛く感じるということになります。それぞれの筋肉によって、歯の痛くなる場所がだいたいパターン化しています。筋・筋膜痛では、その筋肉の特定の場所（トリガーポイント）を押すと、違う場所に痛み（関連痛）が起こります。例えば、側頭筋なら上の歯、咬筋なら上下の奥歯などです。

筋・筋膜痛の治療は、硬いものを避けて筋肉を休ませること、マッサージや温湿布、トリガーポイント注射や神経ブロックなどが有効とされます。筋肉の酷使で痛みが起こり、心理的ストレスで悪化するという研究もあり、ストレスの対処も課題となります。

歯科治療をしてもなかなか改善しない歯や口の痛みは、もしかすると歯が原因ではないかもしれません。歯が痛いと感じるのに、歯に原因がないものを非歯原性歯痛《ひしげんせいしつう》といいます。国民の1~6%程度と推測され、診断が難しいこともあります。

ほかにも、歯には原因がない歯の痛みとして、鼻の横の上顎洞炎《じょうがくどうえん》によるもの、三叉《さんさ》神経痛などの神経障害によるもの、エストロゲン分泌量と関係がある片頭痛などの神経血管性頭痛によるもの、はたまた狭心症や心筋梗塞によるものなどが知られています。

気になった方は、非歯原性歯痛というキーワードで調べてみるとよいでしょう。

## 歯ぎしり・食いしばりは人工材料にも悪影響

### ❖歯科治療に使う人工材料と歯ぎしり

次に、歯ぎしりや食いしばりの異常な力が人工材料にかかった場合の話に移ります。

むし歯の大きさや場所により、直接詰めるのか・型をとって詰めるのか・被せるのかという、歯の復元の仕方と選べる人工材料が変わります。

まず、1番小さいむし歯は、歯科用の「レジン（樹脂）」で埋めて治します。レジンという名前を、手作りチャームやネイルなどで知っている人もいるかもしれません。

保険適用のレジンは、最小限に削り、白くて目立たない詰め物でその日に治療が完了するというメリットがありますが、強度が劣るため、徐々にすり減っていきます。特に、歯ぎしり・食いしばりのある人は、場合によっては、材料と歯の隙間からむし歯が再発したり、かみ合わせが低くなったりバランスが悪くなったりしてしまいます。

自費治療でレジンを使用して詰める場合は、保険よりも耐久性や色がきれいな材料です（治療方法や時間も自由度があり、より丁寧な治療が受けられるでしょう）。

次に保険の「銀歯」です。安価に治療でき、金属なので強度がありますが、食べ物や飲み物の温度に影響を受け、隙間からむし歯が再発する危険性があります。また、長年使っているとすり減って穴があいたり、境界部が剝《は》がれていたりして劣化した状態の歯を見かけます。銀歯は、むし歯の大きさにより、歯の一部に詰める詰め物（インレー・アンレー）と、全部を覆う被せ物（クラウン）があり、形によって呼び方が変わります。ここ最近、金属の価格の高騰も関係して、CAD《キャド》／CAM《キャム》冠《かん》という白い被せ物の、保険適用範囲が広がりました。これは、コンピューターでデザインした後、機械で自動的に削り出し製作する被せ物です。

保険では、「ハイブリッドレジン」というセラミックが混ざっているプラスチック材料を使用します。強度が金属やセラミックに劣るため、適用範囲が細かく決まっています。金属アレルギーの人で保険の材料を望む場合も適応になります。材料に強度を持たせるために、金属で被せ物を作るよりも、多めに歯を削らないといけません。

自費治療でしか使えない白い材料には、「セラミック」と「ジルコニア」があります。これも金属よりも歯の周りを削る必要があります。むし歯の範囲によって、詰めるのか、被せるのかという形が変わってきます。セラミックはお茶碗と同じ陶器の材料のことで、見た目が美しく透明感があり、汚れがつきにくいため、むし歯になりにくい、強度も高く耐久性があるというメリットがあります。その反面、強い衝撃で割れたり欠けたりする可能性があります。〝セラミック系〟に分類されるジルコニアは、〝白い金属〟とも呼ばれ、人工関節に使われており、軽く人体に害がないという特徴がある材料です。強度もあるため、たわむ力がかかるブリッジ（歯がない場所を補うために両側の歯に橋渡しする被せ方）にも使えます。セラミックとジルコニアを組み合わせて使う被せ物も多くの種類があります。

自費治療でのみ使える「金歯（金合金）」は昔からの優れた材料です。腐食しないこと、また歯と同じ熱膨張率であるため、口の中の温度変化でも隙間ができません。歯を削る量は、セラミックなどに比べて少なめです。材料の境界線もぴったりと滑らかに仕上げることができます。また、歯とほとんど同じ硬さのため、自分の歯と同じようにすり減っていきます。色が金色なので口の中を白くしたい人は、上の奥歯に限られるでしょう。

このように、歯科ではいろいろな人工材料が使われています。**これらの材料に歯ぎしり・食いしばりの力がずっとかかり続けると、軟らかい材料はすり減ったり、壊れたり、外れたり、硬い材料でも揺さぶられるような力や強い力が働くと、割れたり欠けたりと壊れる可能性があります。**ただ最近は、かみ合う歯のすり減りを考慮する材料の研究も進み、次々と工夫された新しい材料が登場しています。

## ❖歯がなくても、歯ぎしり・食いしばりが問題になる

さて、歯がない場合の治し方にも、歯ぎしり・食いしばりが絡んできます。

歯がない場所をどうやって補うかというと、ブリッジ、入れ歯とインプラント、歯の移植です。

「入れ歯」は、寝ている間は使わず外しておくのですが、歯が残っている場合、入れ歯の金具をかける歯がありますが、歯ぎしり・食いしばりであたってその歯がすり減ったり、揺さぶられてダメージを受けやすくなったりして、早く抜けてしまうかもしれません。骨も減ると、入れ歯が合わなくなります。

そして「インプラント」で歯を補う場合です。最初のステップで骨にインプラント体を

埋め込む手術をします。その直後はインプラント体と接している骨はくっついていません。骨の硬さなどに応じて3～5カ月の間に、骨とインプラント体は光学顕微鏡レベルで接触して固まります。

歯ぎしり・食いしばりがあると、インプラント体がくっつく前に、きちんと骨にインプラントがつかずに抜けてしまったり、入れた被せ物が壊れてしまったり、ネジがゆるんでしまったりと、インプラント治療の失敗の原因になることがあります。そして、インプラントとかみ合う歯のほうは、歯ぎしり・食いしばりで材料が取れたり、歯が割れたりと、歯のほうが負けてしまう可能性も考えられます。

自分の歯を別の歯の場所に移植する「自家歯牙移植」という治療方法も、過剰な力がかかり、うまくいかないことがあります。

**歯ぎしり・食いしばりがある場合は、治す場所の歯のことだけでなく、かみ合う反対側の歯のことも考えなければいけません。**

実際に大事なのは、治療の際、どの材料を選べばよいのかということです。「歯vs歯」かもしれませんし、「歯vs人工材料」、「人工材料vs人工材料」かもしれません。

一人ひとり、歯によって条件が違いますし、お手頃な治療がよいのか、材料や見た目のよさを重視するのか、歯はどのくらい残っていてしっかりしているのか、歯ぎしり・食いしばりはどの程度なのかなどを考えて、総合的に判断するものです。

どの材料にも、メリット・デメリットがありますので、治療の際は担当医とよく相談して考えて、どう治すか決めていただければと思います。

これは治療全体に言えることですが、歯科医まかせにせず、わからないことはどんどん聞いて、自分で納得した治療方法を選ぶことが大切です。

# あなたは歯ぎしりや食いしばりをしてる？　セルフチェック方法と対策

## ❖ 上下の歯の間に2、3ミリ程度の隙間があるのが自然

さて、意外と日中に無意識でしていることが多いのが、食いしばりです。

いつもグッとあごに力が入っていませんか？　例えば、この瞬間、あなたのくちびるは閉じていますか？　閉じていたら、上下の歯はかんでいるでしょうか？

もし、くちびるを閉じて、上下の歯もかんでいたら、あごが休まっていない状態です（口自体が開いていたら口呼吸しているでしょうか）。

まず大前提として、**起きてリラックスしているとき、くちびるは閉じて、上下の歯はかみ合わせず2、3ミリの隙間があり、下あごが自然にぶら下がっている状態が正常で自然**

**な状態です。**下あごの骨は頭の骨と関節でつながっていて、実際に下あごの骨を動かしているのは、咀嚼筋《そしゃくきん》と呼ばれる口を開ける筋肉と閉める筋肉です（口を閉じる筋肉だけを咀嚼筋と呼ぶこともあります）。

私たちは、口を開け閉めしていると思っていますが、実際は下あごの骨をつり上げたり、引き下げたり、水平的に動かしたり、筋肉でたくみに操っているのです。

少しこの筋肉を感じてみましょう。かんだ状態で、上の奥歯の歯ぐきの横から清潔な人差し指を口の中へ奥深く入れ、頬の外側は親指を当てて、ほっぺたをつかむようにしてください。上下の歯にグッグッとリズミカルに力を入れてみましょう。すると、外側も内側も筋肉がリズミカルに硬くなるのを感じます。この筋肉を咬筋《こうきん》といいます。

また、こめかみに手のひらを両側で押すようにしながら、グッグッとリズミカルに歯をかみ合わせてみてください。ここにも、かむときに使う筋肉（側頭筋）があることがおわかりいただけるかと思います。

かむ運動というのは、下あごをつり上げたり引き下げたりと通常セットになっている動きで、複数の筋肉が協力している複雑な動きなのです。ですから、ずっとかんでいるのは、口を閉める筋肉だけを使っている状態です。当然使いすぎると、**筋肉やあごに疲労や痛み、炎症、変形などの問題が起きてくる可能性があります。**

歯が長時間かみ合っていると、口を開け閉めする筋肉も硬直してしまい痛みが出るときがあります。歯をかみ合わせている瞬間に意識を向けて、改善をはかってみてください。

## ❖「私、食いしばっていました」という人は……

歯をずっとかみ合わせていることを歯の接触癖（TCH～Tooth Contacting Habit）といいます。パソコンやスマホ操作でうつむきがちな姿勢で集中していると、気づかないうちに歯をかみ合わせていることがあり、癖になっていることが多いのです。けれど本来、歯をかみ合わせる時間は合計しても1日に20分もないことなので、強い力でなくても歯を長い間接触させているということは正常ではないのです。ＴＣＨがあると顎関節症や歯のまわりの病気につながる可能性がありますので、早めに自分にＴＣＨの傾向があると気づき、対処することが大切です。

では、食いしばりの癖は、どうすればよいのでしょうか。

具体的な方法は、場所や時間で意識を歯に向けることです。場所で思い出す方法は、見えるところに**「上下の歯を合わせない」とメモを貼っておく**というものです。パソコンのデスクワークが多い方はパソコンの脇に貼っておくとよいでしょう。行動範囲の中で、いくつかの場所にメモを貼って見えるようにするのです。トイレでも、キッチンでも洗面台の鏡でも、いろいろ工夫してみてください。時々使うお財布などの小物に目印のシールを貼るのもよいでしょう。

または、**時間で意識を向ける方法としてタイマーを使用するやり方**があります。20分間隔や、12時など時刻を決めて、タイマーを鳴らします。まずは歯に意識を向けて、自分は食いしばっているな、と認識することが始まりの一歩です。

## ❖歯ぎしり・食いしばりの対策は？

寝ているときの歯ぎしり・食いしばりを根本的になくすことは難しいですが、起きているときに自分で気をつける方法は前述したとおりです。

就寝時の歯ぎしり・食いしばりによる痛みや過剰な力による破壊に備えるためには「スプリント療法」というものがあります。これは、**寝ているときにプラスチック製のマウスピースをつける方法**です。マウスピースをつけることで筋の緊張をゆるめ、あごへの負担を軽減します。歯や治療で入れた詰め物や被せ物を守る働きもあります。マウスピースがすり減ったり壊れたりして、体の身代わりになってくれるのです。

24時間つけたままだと、あごの位置が変わってきてしまう可能性があるので、原則として寝るときに使用します。

そして、定期的にマウスピースに問題ないかどうか、チェックが必要です。すり減っているときは、盛り足すこともできます。長期間使うと、穴があいたり、割れたりする消耗品です。

## ❖よい歯がうつ病予防に⁉

さて、今までストレスが口や歯にどんな悪影響を及ぼすのかという話を徹底的にしてきましたが、最後に、歯がうつ病を予防するという、まったく逆の話をします！

「硬いものが食べにくいと抑うつの危険度が1・2倍になる」という、歯とメンタルヘルスの関係を調べた論文を2017年に東京医科歯科大学の松山氏らが発表しました。そこで次に自分の歯が多く残っていると、うつになりにくいのかということを調べたのです。

アメリカのCDC（アメリカ疾病予防管理センター）が公表している17万人のデータを使って、歯の本数とうつ症状の関連を分析しました。残っている歯の多い・少ないをグループ分けするのに使ったのが、「水道水フロリデーション」のむし歯予防効果です。

アメリカでは、一部の地域で、緑茶の中のフッ素（フッ化物イオン）濃度ほどに、水道水のフッ素濃度を調整しています。このため、大人の歯が生える頃にこの水道水を飲んでいた子どもたちは、歯が丈夫でむし歯になりにくく、歯が多く残っていました。

反対に、フッ素濃度の調整を行っていなかった地域では、残っている歯が少なかったので、残っている歯の本数の違いをフロリデーションの有無でグループに分けて、うつ症状の点数を比較検討しました。

結果は、自分の歯が1本多いごとに、うつ症状の得点が0・15点減少するということでした。つまり、歯が多いと、うつになりにくいということです。単純化すると、10本多く残っていると抗うつ剤の効果に匹敵するうつの予防効果がある、とも言える結果です。

女性や若い人のほうが、歯1本を失ったとき、うつ症状の加点が多くなり、うつ症状に1本の歯の喪失がより大きな影響を与えていることもわかりました。**自分の歯が多く残っていると、うつになりにくい**ということでもあります。

このように数字でわかりやすく、よい歯とメンタルヘルスの関係が明らかにされ、私も本当に驚きました。また、この後メンテ9で紹介するフッ素ですが、フッ素入りの水道水の歯の本数への影響が大規模に調べられたこともインパクトが大きいと思います。

歯の本数が少なくてうつになりやすい状態にならないように、ぜひ歯のケアを一緒にやろうではありませんか。

メンテ 04

# 自分のマスクにオエッ！「口臭」は体からの危険信号!?

## ニオイによる嫌がらせ「スメルハラスメント」

### ❖ 9割の人が自分の口臭を感じたことがある

コロナ禍でマスク生活が日常的になりましたが、マスクがきっかけで自分の口臭のキツさに気づいた人も多いのではないでしょうか。口臭は、英語でドラゴン・ブレスと表現されることがあります。それくらい、強烈なニオイということになります。

口臭について悩んでいる人は意外に多く、4700人を対象にして行われた調査（口臭白書2019）によると、なんと**9割の人が「自分の口臭が気になったことがある」と答えました。**海外の人でも、日本人の口臭が気になった経験がある人が多く、7割の欧米系在日外国人が日本人の口臭を気にしているという調査もあります。非常に残念な結果です。

口臭の問題は、自分よりも先に周りが気づいていてつらい思いをする、自分が気づく頃には、人間関係に影響が出ている可能性があるということです。

日本では、ニオイにより周囲を不快にさせる嫌がらせ「スメルハラスメント（スメハラ）」という言葉も定着してきました。パワーハラスメントやセクシャルハラスメントなどと比べると、知名度は低いですが、ニオイによる嫌がらせとして深刻です。

スメハラの原因となるニオイの種類はいろいろありますが、ここでは口臭によるスメハラの話をします。1番問題なのは、毎日のように同じ空間に一緒にいなければいけない人がいるということです。職場や家庭など、コミュニケーションを通して共同で生活・仕事をする人間関係の場合、スメハラの影響は非常に甚大です。

あるスメハラに関する調査では、女性の8割が「他人のニオイが気になる」と答えています。男性が6割程度なのと比べると大きな差があることがわかります。また、年代別では40代がちょうどホルモンバランスが変わる頃で、自分のニオイに敏感になっているときに、他人のニオイにも敏感になるようです。そして「もっとも気になるのが口臭」と挙げた人が女性は67％、男性は61％でした。

今度は、他人のニオイが気になるときにどのような行動をとるかを聞いたところ、「我慢する」と答えた人が女性は8割近く、男性は7割近くになりました。特に女性は、我慢して相手との関係を優先する、という結果でした。

2019年の口臭白書でも**「周囲の口臭に悩まされながら仕事をしている人」が7割**もいることがわかりました。他人の口臭が気になったシーンとして、7割の人が仕事の打ち合わせをあげました。反対に、自分の匂いは鼻が慣れてしまって、わからなくなるということもあり、自分の口臭に気づいている人は、わずか17%という結果でした。

## ❖口臭が1番強かったのは、意外にも中高年の女性

一般的に口臭が1番ひどいのは中高年の男性と思う方が多いと思います。ところが、結果は予想とは違いました。**中高年の男性よりも、女性、特に中高年女性の口臭が強かった**のです。

これには考えられる理由があります。1つは女性ホルモンの影響です。女性ホルモンは、歯周ポケットにしみ出していて、それをエサに増える歯周病菌がいます。歯ぐきは、女性ホルモンの変動の影響を受け、炎症が強くなります。女性ホルモンの周期で、口臭の強さも変化します。排卵予定日の48時間以内には、血中のエストロゲンはピークになり、口臭の原因となるガスも急増します。また月経の始まる前にも、増加するという報告があります。周期に合わせて、口臭対策とオーラルケアを強化するのがよいかもしれません。

インターネットの悩み相談では、スメハラの悩みが数々寄せられています。

「職場の50代女性の口臭がひどいのです。この方は、2カ月前に転勤で来られました。人柄は明るく最初は『よい方が来たな』と思っていたのですが、朝から退社まで臭《くさ》いです」

「職場に口の臭いおばさんがいるのですが、最近はコロナウイルスやインフルエンザもあるので、マスクをしています。そこで思いついたのが、『マスクをしていたほうが若く見えます』と言うこと。そのほうが口のニオイ予防になると思いませんか？　ストレートに口が臭いからマスクしてよとは言いづらいので」

こんなふうな人がいたら、つらいだろうなと思う反面、自分は大丈夫だろうかと心配になるかもしれません。残念ながら、スメハラは職場の人間関係やチームの成績にも影響することがさまざまな調査で明らかになっています。

職場では口臭を指摘しない場合が多いため、自分の口臭に気づいていない人が多くいますが、家庭となるとどうでしょうか。コロナ禍で在宅ワークが広がり、職場のスメハラが家庭に移りつつあるようです。

「在宅ワークが増えて、家族の口臭が気になるようになりましたか？」という質問に対し、6割の人が「はい」と答えました。そして、どんなときに口臭が気になるかと聞いたところ、会話するときが50％、いつかわからないがなんとなく臭うが15％、食事するときが10

%、すれ違うときが6%という結果でした。

口臭は、もはや体臭レベルに、口を閉じていても臭ってしまう場合もあるということが明らかになりました。これを本人が気づいていないとすると、やはり問題は深刻です。

歯科医院に寄せられる相談で、「口臭がするから何とかしたほうがよいと言われ、大変ショックを受けています。病院に行くことを勧められました」というものがあります。家族は、我慢するより直球で伝えてくる場合が多いのではないでしょうか。特に子どもははっきり言います。昔「おじいちゃん、お口くさ〜い」というCMがありました。これでドキッとする人も多かったかと思います。

口臭を指摘されたり自分で気づいたりしたら、家族関係が悪くなる前に、そして口の状態がさらに悪くなる前に、しっかり口臭を解決・予防することが大切です。まずは口臭について、知識を深めていきましょう。

## ❖口臭は、毒ガスとして悪臭防止法で禁止されている⁉

口臭のきつい環境で、通常の活動を行うのは難しいため、口臭を生理的にシャットアウトしてしまう人が多いのではないでしょうか。実は、それもそのはず。口臭の原因となっているニオイは、毒ガスとして悪臭防止法で禁止されているニオイだったのです。そのニオイの正体は、揮発性硫黄化合物（ＶＳＣ）です。口にいる細菌がタンパク質を分解すると、ＶＳＣである硫化水素・メチルメルカプタン・ジメチルサルファイドの3種類のガスが出てきます。このガスがいったん唾液に溶けた後に揮発し、呼気に混ざって口から出るのです。

このように、口臭が「毒ガス」と聞くと、口臭がある人に近づきたくないのは人間の自己防衛本能なんだと納得できるのではないでしょうか。臭いニオイを出して敵から逃れるという動物もいるくらいですから、反対にニオイを嗅がされる立場になれば、逃げたいと思うのは当然です。ただ、家庭や仕事では逃げたくても逃げられない、という苦しい状況もありえます。

ビジネスではスメハラ予防として、ニオイについての項目を就業規則に入れる企業も出てきています。ゆっくりではあっても、スメハラが広く認識されて、口臭のある人自体の口の健康も意識されるようになっていくことを期待したいところです。

## 口臭は口内環境の悪化から

### ❖口臭の3大原因は、歯周病・舌の清掃不足・唾液の減少（ドライマウス）

さて、ここであらためて口臭の定義を確認しておきます。日本口臭学会のガイドライン2014には「口臭とは、本人あるいは第三者が不快と感じる呼気の総称である」とあります。あくまでも「呼気の総称」なので、原因はいろいろあります。病的な口臭では、口や歯の病気からくるもの、耳鼻咽喉科の領域の病気、糖尿病や腎臓・肝臓などの内科の病気などからくるものもあります。それに対し、誰しも少なからずある口臭というのは、生理的口臭といいます。

ある研究では、口臭に悩んで専門外来を訪れた人のうち、口や歯に原因があった人は全体の50~80%でした。口臭があると「今日は胃の調子が悪いのかな」と考えられることがありますが、実際は口や歯に原因があることのほうが、はるかに多いのです。ですから口臭の大部分を占める、口や歯からくる口臭にしぼって説明していきます。

**若い頃は気にならなかったけれど、最近になって自分の口臭が気になる、という人がい**

**たら要注意です！　硫黄系の嫌なニオイは体の危険信号であり、口の環境が悪化している可能性があります。**

口臭の3大原因は「歯周病」「舌の清掃不足」「唾液の減少（ドライマウス）」なので、口の中で異常が起きているということでもあります。

第1の原因の「歯周病」は特有のニオイがあります。歯周病では、歯の周りが炎症で壊されるときにタンパク質が大量に分解され、野菜が腐ったような臭いニオイが出ます。深い歯周ポケット（歯と歯ぐきの隙間）が作られ、その溝の深くで、酸素が少ない環境を好む歯周病菌が増殖し、悪化します。歯周病菌の破壊能力は凄まじく、タンパク質の分解能力が高いため、強いニオイが出るようになります。また、ニオイのガス自体にも毒性があり、白血球を攻撃したり、歯ぐきの破壊が一層進んだりしてしまいます。

**口臭と歯周病は強い関連がありますので、歯周病を治していけば、口臭もある程度落ち着かせることができます。**

口臭の第2の原因に「舌の清掃不足」とありますが、舌の清掃とは、舌の表面についている白いもの（舌苔《ぜったい》）を取ることです。舌苔の正体は口の中ではがれた粘膜のカス、つまり垢《あか》のようなもの、細菌、食べ物のカスと血液の中の血球成分です。

舌は、細菌にとっては広く、栄養豊富な住みやすい場所です。口を潤す唾液は、細菌にとって栄養があります。また歯ぐきから出血があれば、舌苔にいる細菌も、唾液に混じって血の栄養の恩恵に与《あずか》ることができます。舌苔は若い人ではとても薄いのですが、年齢とともに厚くなっていきます。舌苔のつきやすい場所は、よく見える舌の手前よりも奥のほうです。舌苔は全身の健康状態とも関連し、体調が悪いと増え、歯周病でも増えます。

第3の原因は「ドライマウス」です。細菌が増えないように抑える働きのある唾液が減ることにより、口が渇き、口臭が出てきてしまいます。これは、メンテ6で詳しく解説します。

このように、口臭の3大原因はいずれも、口の中で悪い細菌が増える環境になってしまっているということになります。ニオイ自体も毒性があるので、これは緊急性のある大問題です。口臭のある人は口の環境を積極的に整えないと〝口の老化〟がどんどん進んでいってしまいます。

たかが口臭と思っていたかもしれませんが、健康の問題につながりますから、放置しないようにしていただきたいのです。それでは、口臭の対策を説明していきます（歯周病はメンテ1で説明しました。ドライマウスはこの後説明します）。

## 口臭ケアのポイントをおさえて、明るい明日へ

### ❖舌苔の取り方

口臭3大原因のひとつ「舌の清掃不足」を解消することが、まずは簡単にできる口臭予防・対策です。

舌にこびりついた舌苔を取るケア用品はたくさんありますが、**1番の天然のケアは、しっかりかんで食事をすることです！**　水や流動食ではただ舌をなでるように通過するだけですが、かんで食事をすると食べ物の塊がゴロゴロと舌の上を転がりながら、小さくかみくだかれていきます。すると、舌苔がこすられて取れやすくなります。

実験では、朝食を食べる前の口臭と朝食を食べたあと（歯磨き前）では、口臭が顕著なレベルからわからないレベルに下がっていました（『「息さわやか」の科学』より）。朝食を食べることも、口臭をケアすることになるのです。

一方でケア道具としては「舌ブラシ」があります。舌の掃除は、細菌が増えた朝、ご飯を食べる前にやるか、夜寝る前に細菌を落として寝るのもよいと思います。できれば**専用の「舌ブラシ」に水か舌磨き専用ジェルをつけて、優しく奥から前へなでる動作を3、4**

**回行います。週に2、3回、白さが目立つときに掃除しましょう。**

ただ、完全には取れませんので、やりすぎないようにしてください。鏡を見ながら優しく行いましょう。舌の奥はくぼみがあったり、オエッとなりやすかったりしますので、見えている1番奥まで入れないように注意してください。

舌ブラシは、歯ブラシのような毛がついているタイプですが、舌に使うので、軟らかく細かい毛でできています。舌は傷つきやすいので、できれば歯ブラシよりも舌ブラシをお勧めします。また、ヘラタイプのものもあります。これは、舌を見たときに、白というより黄色や茶色というぐらい厚く舌苔がついている場合に使うとよいでしょう。角質が取れたら、あまり強くこすると傷つけてしまうのでブラシタイプを使います。

余談ですが、舌の掃除のときは舌の横側も見るようにしてください。というのも、舌にできるがんで、舌がんというものがあります。これもがん化する前には白かったり、赤かったり、通常の舌の色とは違う色が見られることがあります。ご自身の健康チェックの一環として歯磨きのときに「あっかんべー」をして、舌の横を右側・左側と観察してみてください。

## その他の口臭対策グッズ

口臭対策グッズというと、どんなものが思い浮かぶでしょうか。**口臭ケアの製品は、抗菌作用・消臭作用・マスキング作用などいずれかの成分が入っています。シチュエーションによってこれらの作用や使用法を使い分けましょう。**

(1)抗菌作用：細菌を減らす殺菌効果がある成分が入っています。

(2)消臭作用：銅や亜鉛などの金属イオンが入っていて、口臭のガスを吸着・酸化して揮発しないようにします。

(3)マスキング作用：ミントなどの爽《さわ》やかな香りでニオイを隠します。

この3つは作用が違い、形状も違う製品が出ています。歯磨き粉やジェル・マウスウォッシュ・ガム・タブレットなどです。使いたいタイミングや場所を考えて、選ぶとよいでしょう。

口臭対策のマウスウォッシュはニオイに着目しています。口臭の原因は口の中の細菌がタンパク質を分解して出す硫黄系のガスです。蒸発すると、ニオイが吐く息にのって口臭となります。臭いガスが蒸発する前に、化学的な成分がニオイ成分を結合するので、臭わなくなるという仕組みです。スプレーやタブレットは、外出先などで口臭をさせたくないシチュエーションで使うとよいと思います。

ミント系のタブレットをよく見かけますが、口臭がある場合は〝何とも言えないニオイ〟になってしまいます（むしろ臭い）。同じタブレットでも、キウイ成分であるプロテアーゼの入っているものは、タンパク質分解酵素として機能してニオイ成分を分解します。清掃不足や歯周病を根本的に解決するわけではないので、補助的に使ってください。

**口臭セルフチェックの判定表（図6・7）を使って、気になる口臭をぜひチェックしてみてください。**さらに客観的に、自分の口臭の程度を知りたい人は、お手軽に口臭があるかどうかを判定できる、口臭チェッカーという便利グッズを使ってみるとよいでしょう。

口臭チェッカーは、携帯できる手のひらサイズの機械に、息を3秒程度吹きかけるだけで、口臭を測定してくれます。イラストや数字などで、わかりやすく測定値を教えてくれるので、気になったときにすぐに使えますし、対策をとることができます。注意点としては、歯磨きの後やニオイがきつい食べ物を食べた直後だと、測定値が正確でなくなることがあることです。

また、スマホのアプリで舌を撮影して口臭レベルを推測するという、口臭チェックの新しい方法も開発されています。ぜひ、気になるときだけでなく、日頃から使ってみて、自分の口臭で体調がわかる程度にまで、口の健康に関心が生まれるとよいと思います。

図6

## 口臭セルフチェック

| | 1点 | 0点 |
|---|---|---|
| 自分で口臭を感じますか | はい | いいえ |
| 他人に口臭を指摘されたことがありますか | はい | いいえ |
| 1日に歯を何回磨きますか | 0~1回 | 2回以上 |
| フロスや歯間ブラシを使いますか | いいえ | はい |
| 歯磨きの時に歯ぐきから血がでますか | はい | いいえ |
| 歯ぐきが下がっていますか | はい | いいえ |
| 歯ぐきがはれていますか | はい | いいえ |
| 歯並びはいいですか | いいえ | はい |
| 舌は磨いていますか | いいえ | はい |
| 舌の色は何色ですか | 茶〜白 | うすピンク |
| 口の中がねばつきますか | はい | いいえ |
| 口内炎ができやすいですか | はい | いいえ |
| 頭が少し見えている親知らずがありますか | はい | いいえ |
| 鼻で呼吸していますか | いいえ | はい |
| 口は無意識に閉じていますか | いいえ | はい |
| 食べ物が歯にはさまりますか | はい | いいえ |
| 歯科医院に定期的に通っていますか | いいえ | はい |
| むし歯が多いですか | はい | いいえ |
| 胃腸が弱いですか | はい | いいえ |
| ストレスが多いですか | はい | いいえ |
| タバコを吸いますか | はい | いいえ |
| 糖尿病ですか | はい | いいえ |

図7

## 判定結果

**0点：**
口臭はありません！素晴らしいです！

**1〜4点：**
口臭はほとんどありません。チェックがついた項目で改善できることを専門家に相談しましょう。

**5〜9点：**
口臭があると考えられます。
状況によっては、他の人が口臭に気づいている可能性があります。専門家に相談し、今の状態を把握することから始めましょう。

**10点〜**
他の人が気づく程度の口臭があると考えられます。
治療することで改善しますので、まずは専門家に相談し、適切な治療を受けましょう。

### ❖本当に口臭に困っている方は

口臭を専門とする外来は全国にあります。まずは歯周病の検査や治療をかかりつけ歯科医院で受けてみて、それでも気になるようであれば、紹介してもらうのも1つの手です。

その場合は、「口臭外来」「お口さわやか外来」「息さわやか外来」「息フレッシュ外来」などの名前で探してみてください。

口や歯が原因の口臭のほか、体の病気からくる口臭や、口臭に対して不安を感じる症状を持っている人にも対応しているところが多くあります。口臭を実際に精密な機械で測定したり、カウンセリングをしたりと、専門的な対応をしてくれます。

口臭は9割の人が「気になったことがある」という身近な悩みです。ここまで紹介した口臭対策と、メンテ9でお話しする世界標準のオーラルケアをぜひ実践していただきたいですが、**それでも口臭が気になる場合は、口臭の専門家に相談してみてください**。口臭を取り扱う特別外来があるということは、それだけニーズがあるということですから。

口臭には原因があり、コントロールできます。ですから、自分の口臭が気になっている場合は、ネットの世界で答えを求めずに、歯科に相談してほしいと思います。また、スメハラの場合は、当事者同士で解決するのは難しいので、歯科などの医療専門家に間に入ってもらうとよいでしょう。

## ❖口が爽やかになると、前向きな気持ちに

ここで、私が行っているオンライン口臭ケアトレーニングに参加され、口臭レベルが下がったという方の感想を紹介します。

「口臭がなくなり、気持ちよい日々を過ごせるようになった」「健康全般に気を使えるようになった」「人前に立つ仕事のプロ意識がさらに増した」「自分が整うと活力の源になり、やりたかったことに踏み出せた」

いかがでしょうか。口臭をケアした人からは、このような明るく、前向きな声が聞かれました。「口臭がなくなってよかった」というような感想を期待していたのですが、それ以上に、仕事や未来のことなど、まったく予想していなかったところに変化が表れていたのは、とても嬉しい驚きでした。

口が爽やかで気持ちがよいと、前向きな気持ちになり、人に生きるエネルギーをくれることを実感したのです（これはメンテ8で紹介する研究と関係がありました）。逆にいうと、オーラルケアができていない方は、この世界を灰色にくもったメガネで見ているといえると思います。ですから灰色にくもったメガネを、メガネ拭きでサッと拭くように、「口が臭いのはしょうがない」とあきらめずに、積極的に治療・予防をすることで、その日1日、明るい世界で過ごすことができます。

口臭を乗り越えた明るい表情の向こうに100％、むしろそれ以上のパワーを私は参加者の方から感じることができました。口のメンテナンスをすると、人生がより充実してパワフルになることがわかると思います。

あなたにも、明るい世界を感じてほしいと思います。引き続き、充実した人生を送るために基本的な10のお口メンテを習得していってください。

# 第3章

# 「睡眠」は健康と美容の源《みなもと》！
# いびきとドライマウスが
# 快眠を妨《さまた》げる

良質な睡眠はアンチエイジングに重要なことは言うまでもありません。

ただ「口と睡眠に何の関係があるの？」「【睡眠×歯医者】という組み合わせは意外」という方は多いでしょう。

私は歯科麻酔医という仕事柄、人が寝ている姿を多く見ている医療関係者のうちの1人です。主に私が行っているのは静脈内鎮静法で、簡単に言うと、インプラントなどの手術をリラックスして受けられるように患者さんを眠くする仕事です。

患者さんが麻酔薬で眠りながら、いびきをかいていたり、息が止まっていたり、むせたりしている様子を目の前で見てきた経験から、眠りの状態で、顔や口の中の様子にその人の状態を示すヒントがあることに気づきました。

睡眠と口の関わりは、これからもっと注目されていくはずです。

ここからは、そのような経験も交えつつ、睡眠と口との関係を深掘りしていきます。

メンテ 05

# 眠りを浅くする「いびき」を放置しない

## 体内時計のリズムを整えるカギは「朝食」

### ❖睡眠と覚醒はセットで考える

現代においては、5人に1人が何らかの睡眠の問題を抱えているといわれています。また、日本は世界でも有数の睡眠時間の短い国です。

睡眠不足の体への影響は、集中力や判断力の低下、免疫力の低下、ストレスの増加、生活習慣病にかかりやすくなることが挙げられます。これらによって、短期的にも長期的にもパフォーマンスの低下、ひいては寿命の話につながります。

まず睡眠についてお話ししたいことは、**1日の中でリズムづくりをすることが大切**だということです。毎日体では「睡眠」と「覚醒」という大きなシステムの切り替えが起きています。睡眠の改善には、覚醒をセットで考えることが大切です。

　睡眠学の教科書にも「睡眠科学は覚醒科学でもある」とあります。要するに「睡眠がなければ覚醒はないし、覚醒がなければ睡眠はなく、相互補完的である」ということです。睡眠と覚醒の周期的なリズムが私たちの毎日の生活ベースになっています。**しっかりした睡眠のためには、しっかりした覚醒もしなければいけません**。

　この考え方は、意外に見落とされているのではないでしょうか。入院してずっとベッドにいたことがある人はわかると思いますが、寝るのがかなり難しくなることがあります（もちろん病気の種類にもよります）。反対に元気で日中しっかりと活動すると、夜疲れて眠ります。これも、体が覚醒モードと睡眠モードをきちんと切り替えてくれているから、起こっていることなのです。

　覚醒には複数のシステムが存在し、覚醒状態を作っています。ヒスタミン・アセチルコリン・セロトニン・オレキシンなどです。この覚醒系のシステムは脳の中でも、視床下部《ししょうかぶ》という生命維持に重要な部分の後ろ側（覚醒中枢）に集まっています。

　同じ視床下部の前側に集まるのが、睡眠を開始・維持するシステム（睡眠中枢）です。お菓子の名前にもついている〝GABA《ギャバ》〟は「抑えろ」というメッセージを伝えます。睡眠中枢でこの物質を出す神経をスリープアクティブニューロンといいますが、覚醒に関するシステム（ヒスタミンやオレキシン）を抑え、睡眠へと導きます。睡眠と覚醒を切り替えるように、うまく複数の神経システムが働いています。

さらに、睡眠物質と呼ばれる物質の役割も見逃せません。最初の発見は今から一世紀も前で、眠らせないでいた犬の脳から取り出した液体を、正常な犬の脳に入れるとその犬も眠ってしまったという研究が報告されました。

睡眠物質は、睡眠を欲しているときに脳や体でできるもので、脳脊髄液《のうせきずいえき》（脳や脊髄の空洞を流れている透明な液体）によって神経を調節し、睡眠の開始と維持に関わる物質をさします。代表的なものは、プロスタグランジンD２・アデノシン・メラトニンがあります。

メラトニンとは、動物の夜行性・昼行性にかかわらず、夜に多く作られ、昼に少なくなるので、夜が来たことを知らせるシグナルのような〝時計物質〟とも呼べます。

まず、網膜からの光の刺激が、セロトニン神経に伝わり、メラトニンの原料となるセロトニンが作られます。同じく、光は網膜から、視交叉上核《しこうさじょうかく》にある〝体内時計〟を24時間の周期にリセットします。

さらに交感神経を介して、脳の視床にある松果体《しょうかたい》に情報が伝わります。松果体では、セロトニンからメラトニンを作るステップを、光の情報が消えるまで止めておきます。こうしてメラトニンは夜に大量に作られます。

メラトニンは、①夜の時刻情報を伝える、②深部体温を下げて眠りに入りやすくし睡眠の質を上げる、③抗酸化作用、④閉経後など骨粗しょう症の進行を抑制（骨を壊す細胞の働きを抑える）、⑤学習・記憶を強めるなどアンチエイジング的な機能が多くあります。

**要するにメラトニンとセロトニンは、1日のリズムを作る「体内時計」に働きかける役割を持っているということです。**

メラトニンは年齢とともに減少していきます。また、生活リズムの乱れや夜間のブルーライトで、本来はたくさん作られるべき夜の時間に出なくなってしまいます。ですから、メラトニンを減らさないことと原料のセロトニンを増やすことを意識しましょう。セロトニンとその増やし方については、この後メンテ7で説明します。

## ❖体のリズムを作る体内時計

概日《がいじつ》リズム（サーカディアンリズム）とは、地球の自転による昼夜の変化に合わせた約1日周期の体のリズムのことです。血圧や脈拍、体温、交感神経と副交感神経の切り替え、ホルモンの分泌など体の基本的な機能は、ほぼ24時間のリズムを示し、積極的に体の環境を変化させる機構が備わっています。

この概日リズムは、光や温度の変化がなくても安静にしていると見られるため、体にはもともと時計機能があるという意味で、体内時計と呼ばれます（体内時計の仕組みの解明が2017年のノーベル生理学・医学賞を受賞し、さらに研究が進んでいます）。

この体内時計は私たちの体に1つだけあるというものではなく、実は〝親時計〟と〝子時計〟があります。視交叉上核にある体内時計は親時計で、ペースを作り概日リズムを調節しています。子時計はほとんどすべての細胞にあり、親時計によって調節されています。

そして、歯の中にも子時計があります。象牙質《ぞうげしつ》やエナメル質を作る細胞は歯の中心の歯髄にいますが、これらの細胞からもメラトニンをキャッチする構造が見つかりました。

メラトニンの入った水を飲ませたラットから生まれた赤ちゃんラットの歯を調べたところ、メラトニンの濃度が高い水を飲んだ赤ちゃんラットほど象牙質の石灰化が高い、つまり硬くなっていることがわかりました。この結果からメラトニンの概日リズムに影響を受けて、象牙質やコラーゲン線維が作られている可能性が考えられます。これは、歯がまだ作られる段階の研究なので、大人の私たちには関係ないように思われるかもしれません。けれども、私たちの歯にもしっかりと概日リズムが刻まれています。

それが歯の成長線です。歯磨きをした後、上の前歯の水分をティッシュで軽く拭き取って、鏡に顔を近づけてよく見てみてください。天然の歯であれば、光の反射によってうっすらと細かく横に線が何本も刻まれているように見えないでしょうか。これは肉眼で見えるレベルのエナメル質の成長線で、周波条といいます。この線の部分はやや石灰化が低く、境がでこぼこしているのでプラークがつきやすく、むし歯の始まりになりやすいので注意が必要です。

そのほか、顕微鏡レベルでも成長線はあります。年周期、季節周期、月周期、日周期とリズムが刻まれており、象牙質では、有機質の分泌のリズムや石灰化のリズムの影響で成長線ができると考えられています。

また、唾液腺にも子時計があります。唾液腺の細胞でメラトニンが作られて、唾液中に混ざっています。唾液腺からのメラトニン濃度も概日リズムがあり、昼は低く、夜は高いことがわかりました。そして、口の粘膜の細胞にはメラトニンをキャッチする構造があり、唾液からのメラトニンを受け取る仕組みがあります。口の中のメラトニンの役割として、炎症を抑える働きや抗酸化作用に関連している可能性があります。

さらにメラトニンには、歯ぐきの周りの炎症やあごの骨の吸収を抑え、インプラントと骨の結合を強化する働きや、フリーラジカルを抑制して口腔《こうくう》がんの発症を抑えるという役割も指摘されています。

メラトニン濃度と歯周病との関連についても研究が行われていて、もしかすると、将来メラトニンのタブレットを口の病気予防のために、なめたり、服用したりするようなことがあるかもしれません。

まだ研究途上の話ではありますが、口の健康のためにもメラトニンを増やす、つまり原料のセロトニンを増やす必要があると、ここでも言えると思います。

## ❖体のリズムのズレを朝食で整える

体内時計の周期は「約24時間」と述べましたが、昼夜のない外界と隔離された環境では、人は25時間周期になることが知られています。それにもかかわらず生活リズムがズレていかないのは、同調するメカニズムがあるからです。時差ボケや徹夜・シフトワークでもこのメカニズムが働いているのです。

この同調メカニズムに、もっとも強い刺激となるのは光であり、それ以外に食事、運動、睡眠、温度、メラトニン、24時間で動いている社会的環境があります。そこで、食事というイベントを、体内時計という視点で考えてみましょう。

食事をとるリズムは、生活リズムの中でだいたい決まっているので、親時計で決まっているといえます。そして、子時計（この場合は腹時計）もそれに合わせて動いていて、体の働きは1日のリズムとして統合されています。

反対に、睡眠や食事をとるリズムが不規則になり、生活リズムが乱れると、直接的に子時計に影響し、それが親時計に影響します。簡単に言うと、徹夜や夜食などは、無理やり覚醒系の脳のシステムや消化器系などを動かさなければならず、その影響を受けて、本来の親時計のリズムが狂って、その他の体の子時計のリズムも乱れてきてしまいます。

**食事は体内時計をリセットする刺激になります。朝の時間にとる食事は、体内時計を「朝型リズム」へと前進させ、夜食をとると「夜型リズム」へと後退させてしまいます。**

本来、朝に食事をとることは、体の各システムがもっとも準備できている効率のよい時間帯であり、理にかなっています。ですから、朝食をしっかりとってほしい理由はここにあります。

それぞれの子時計がバラバラに動くと、健康にも影響が表れます。睡眠障害、うつ病、メタボ、糖尿病、免疫、アレルギー、がんの発症にも関連があるとされています。腸内細菌にも体内時計があるのですから、腑《ふ》に落ちるところがあるのではないでしょうか。リズムの異常から病気になるリスクの芽を摘み、それを治療に生かす時間治療学と呼ばれる分野があります（食と栄養は時間栄養学で扱います）。

病気にかからず、人生の質やパフォーマンスを上げるということには、体内時計が深く関連しています。その意味で、睡眠と覚醒という大きなリズムが大切ですし、〝朝食〟が重要なキーワードになってくることでしょう。

## ❖口からの刺激で最大覚醒する

さらに、朝食がいかに大切かということを、覚醒との関係から解説します。

「よい睡眠のためには、覚醒についても考えなければいけない」と述べましたが、睡眠をよくするために「しっかり覚醒する」という点において、とても興味深い報告があります。**脳血管障害で植物状態となった重度意識障害の31名に対して、姿勢を起こしたり、歯や歯ぐきのマッサージ、鼻からの栄養から徐々に口でかむ食事に移行していったところ、70%で排泄・会話・食事などが介助で可能になった**という報告です。

植物状態からの回復で推測されるのは、口・あご・顔からの感覚のインプットが脳神経最大の三叉《さんさ》神経を通して伝わり、それが強い覚醒作用となって働いたということです。口や歯の情報を受け取る脳の領域の広さは、それだけ繊細な情報をたくさん受け渡しでき、脳を活性化する効果は大きいのです。

また、かむという行動は、ヒスタミンに関連する覚醒システムを活性化することや、前頭前野での脳血流が増えることも報告されており、これらの総合効果と考えられます。

ちなみに、これほどまで脳が口との情報のやり取りを大切にしている理由は、太古の昔、単細胞からの進化を考えると理解できます。単細胞も栄養をとって、生き延びることが重要でした。単細胞同士がつながって腸管となり、入り口が〝口〟となりました。エサをとるために、目・耳・鼻が発達し、その情報を統合するために脳が必要になったわけです。「はじめに口ありき」という言葉を残したのは、人類学者の香原志勢《こうはらゆきなり》氏です。生きるために栄養を取ることを第一に進化してきたので、口は本来は生物が活動している最大の理由（＝食べるため）であり、食べることが最大の覚醒刺激になるのも頷《うなず》けます。そして、かむという行動が、食べること以外にさまざまな役割を持っているのも、古い進化の歴史の表れなのかもしれません。

そう考えると、忙しいなどの理由で、食べることやかむことを軽視すると、食べること以外にも思わぬところで、私たちに備わった「生き抜くための能力」「健康を維持するための能力」が発揮できなくなってしまうのではないでしょうか。私たちは、食べることでいろいろな〝体のスイッチ〟を押しているのです。

ここまでの話をまとめると、「体内時計」のリズムを整えるためによい働きをしてくれるのは、メラトニン（セロトニンが原料）と朝食、光です。またその体内時計内の「子体内時計」と「親体内時計」を整えるためには特に朝に食事をとることが合理的で、かむなど口への刺激は、植物状態の人が劇的に改善するほど強い覚醒刺激です。

睡眠にとって体のリズムを整えることは非常に大切です。リズムを維持するためにも、朝食をよくかんで食べましょう。

# いびきは危険な病気のサイン!?

## ❖歯科と関係する睡眠障害

ここからは、睡眠と歯科に具体的にどんな関係があるのかをご紹介します。

**歯科と関係する睡眠障害には「いびき」と「睡眠時無呼吸症候群（SAS）」があります。**

いびきは呼吸の通り道が狭くなって出る音で、じつは病的な状態です。そしていびきはSASの前段階の症状、あるいは閉塞性睡眠時無呼吸症候群（OSAS）に伴う症状でもあり、いびきをかく人の中でかなり多くの人がSASであると考えられています。

SASは呼吸はしているけれど気道が塞がってしまっている閉塞性タイプが9割以上を占めます。症状は、いびきのほか、起きたときの頭痛、日中のひどい眠気や疲労感、集中力や判断力の低下、夜の頻繁なトイレなどがあります。放置すると自分の健康問題だけでなく、ひいては重大な交通事故や労働災害に結びつく可能性があり、社会的問題になっています。

日本国内のＳＡＳの潜在的患者数は、２０１９年の報告によると９４０万人以上とされており〝21世紀の国民病〟・〝現代病〟などと呼ばれています。

ＳＡＳの男女比は、男性は女性の２〜３倍となっています。一般に中高年の太った男性に多いと思われていますが、瘦《や》せている女性も顔やあごの形などからＳＡＳである可能性があります。また妊娠中や閉経後に多くなることもわかってきています。

## ❖あなたは大丈夫？　いびきをかく人の特徴を鏡の前で今すぐチェック！

まずは「いびき」から見ていきましょう。

自分のいびきで、ハッと起きた経験がある人もいるかもしれません。これは、浅い睡眠で起こります。

口や鼻、のどなどの上気道が狭くなったり詰まったりすると、振動して音が出ます。場合によっては、呼吸がうまくできなくなり、体の酸素や二酸化炭素の調節の障害になりえます。ひいては重大な病気の引き金になるかもしれません。

もともと日本人はいびきをかきやすいと言われています。それは、頭の奥行きがあまりなく、鼻が低い・あごが小さく後ろに下がっている・舌が相対的に長い・気管の前後の幅が短めなことなど、骨格的なことと関係しています。

舌の力や飲み込みの力が年をとると落ちてくるので、いびきをかきやすくなります。肥満も体の外が太るだけでなく、舌の根っこの部分にも脂肪がつくので、寝ると喉《のど》の奥が緩んできて気道を狭くしてしまいます。その他、扁桃腺《へんとうせん》が大きい・口蓋垂《こうがいすい》が腫れている・鼻炎などの鼻の病気・口呼吸をしている・飲酒などの原因もあります。

いびきをかく（将来かきそうな）人は顔や口を見ればすぐにわかります。全身麻酔をかけるときに事前に麻酔医がチェックする項目の1つに、気管に人工呼吸の管を入れるのが難しそうかということがあります。上気道の狭さとも関連があるので紹介します。

それはマランパティの分類といい、口を開けて舌を出したときに喉の奥が見えるかどうかという分類です。正面からの観察で口蓋垂や扁桃を見て、喉の奥が狭くなっているか予想します。口蓋垂の根元が見えなかったり、扁桃が左右から大きく張り出していたりする場合、睡眠時無呼吸症候群のリスクが増すと考えられます。

次は横からの観察になります。〝鳥貌《ちょうぼう》〟といいますが、横から見ると鳥に似ていることからそう呼ばれます。下あごがとても小さいために、くちびるから喉まで、なだらかな曲線になっていて、あごがないように見えます。

甲状オトガイ間距離は、下あごの正面の骨の下から甲状軟骨の出っ張り（喉仏：飲み込むと動く喉の軟骨）までの長さを表しますが、６センチをきると、あごの大きさが小さく気道が狭いことが予想されます。

さらに口の中にも、特徴的なポイントがあります。口を開いたときの歯の並び方（歯列弓）は大きくＵの字が通常の形ですが、あごが小さい人はＵではなくＶになっていて、前歯があごに並びきらず前後に重なり歯並びが悪くなっています。あごが小さいと、舌の収まるはずの空間が狭くなっていて、後ろのほうに位置していたり、舌の横側に歯の痕《あと》がついていたりします。口の狭さを補うため、上あごの天井部分（口蓋）がとても高くなっていることもあります。

## ❖いびきと歯ぎしりはレム睡眠で現れる

ここで、睡眠サイクルについて確認します。眠りの深さや質は画一的ではなく、周期的に変化しています。睡眠と覚醒の小さなサイクルを繰り返しながら、睡眠の質も変わっていきます。睡眠サイクルは90～１２０分で、脳波を観察すると一晩4、５回の周期が現れます（図８）。

一晩の睡眠の前半は深い眠り（ノンレム睡眠）で、脳を休ませていると考えられています。ノンレム睡眠は眠りの20％程度を占めます。ノンレム睡眠もさらに深さで2種類に分けら

図8

## 睡眠サイクル

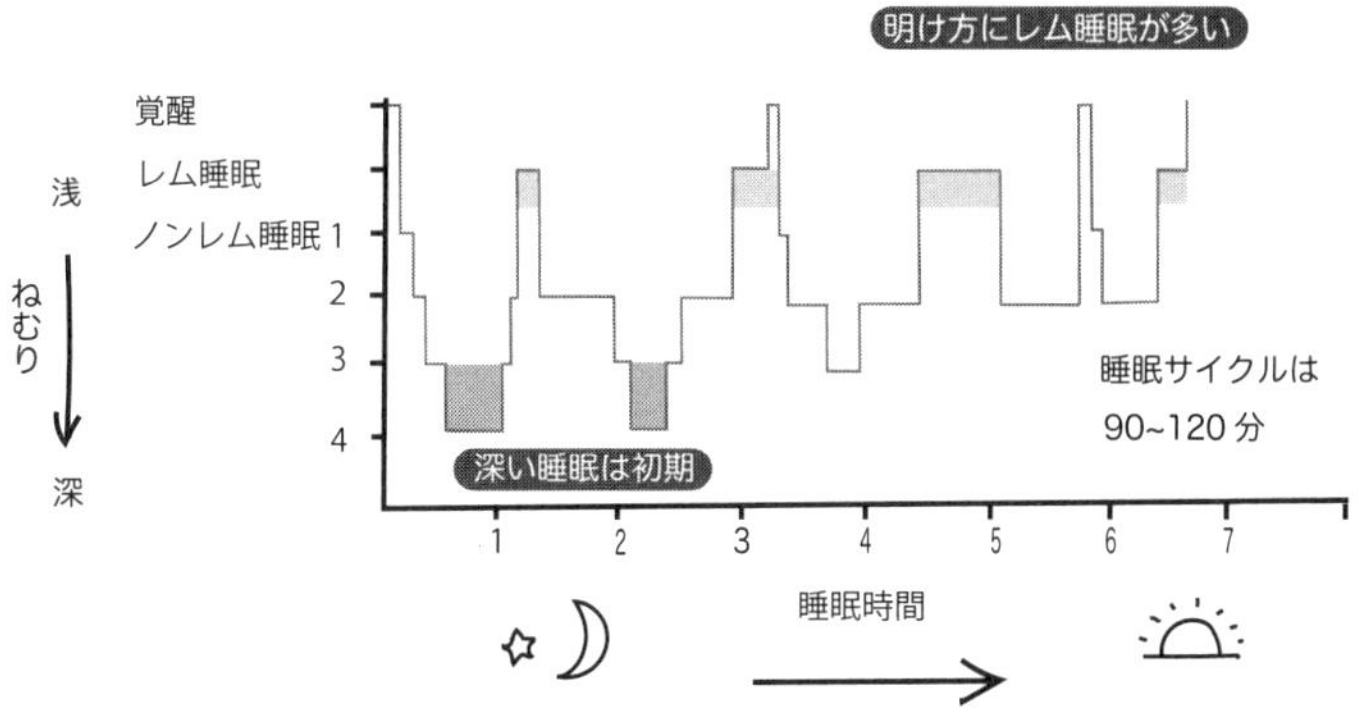


れ、脳波がゆっくりになる1番深いノンレム睡眠は「徐波《じょは》睡眠」と呼ばれ、〝活動〟の交感神経から〝休息〟の副交感神経に切り替えが起こり、血圧が低下したり、血糖コントロールの改善が起きたり、成長ホルモンが盛んに作られたりすることが報告されています。徐波睡眠は、熟睡感を得られる深い睡眠としても大切です。

反対に、一晩の睡眠の後半は浅い眠り（レム睡眠）が多くなり、脳は覚醒状態に近く、夢を見ている状態になります。レム睡眠は眠りの80％を占めます。これから始まる1日の活動に備えるように、交感神経の活動が上がり、ストレスに対応するためのコルチゾールが多く作られます。

レム睡眠は体を休ませている眠りとされ、

筋肉は緩みます。いびきが起きやすく、睡眠中の歯ぎしりの大半が起こります。レム睡眠の中でも〝微小覚醒〟という小さなゆらぎの中で歯ぎしりが起こります。このときの歯ぎしりは体の自然なストレス処理の形として何か働きがあると考えられています。ただ、深い眠りがとれず、全体に眠りが浅い場合は、強い力が破壊的に働くこともあり、そうも言っていられません。

## 無呼吸のいびき（OSA）を放置すると、病気のオンパレードに⁉

### ❖息が止まっているタイプのいびき（OSA）は大問題

いびきは、上気道が狭くなっていても、呼吸は通っている状態です。けれども「ゴーゴー」といびきをかいていて突然ピタッと止まったら（静かになって嬉しいと本人以外は思うかもしれませんが）呼吸が止まっている状態です。

数秒のうちにまた「ズゴゴッ」と音がしていびきが再開したら、呼吸が戻ってきたということになります（本来は本人に呼吸が戻ったことを喜ぶべきなのです）。これが閉塞性睡眠時無呼吸（OSA）です。

呼吸が止まる時間が長くなるというのは、どんな感じでしょうか。お風呂で顔をお湯につけて、息を止めるところを想像してください。「もうだめ！」というところで、思いっきり顔をあげて息を吸います。苦しいですね！　これが睡眠中に起こっているのがＯＳＡです。こんなにも苦しいのに、脳や体を休められるはずがありません。

**睡眠中に10秒以上呼吸が止まると、睡眠時無呼吸といいます**。また、睡眠中1時間あたりの無呼吸と低呼吸の総数を無呼吸低呼吸指数（ＡＨＩ）といいます。この指数によって重症度が分類され、それにより治療や保険適用の範囲が変わります。ＡＨＩ（≧15）という中等度以上のＯＳＡは50歳代の女性で10％弱、男性で10～20％です。

**ＯＳＡは長い間中高年の男性に多いと考えられてきましたが、女性は妊娠中と閉経後に多いことがわかってきました**。女性のＯＳＡは肥満とは関係なく、閉経後に閉経前の2倍になり、ピークは男性より10年遅い65歳になります。女性ホルモンの影響のほか、甲状腺機能低下症は男性よりも女性に多く見られるため、それ自体がＯＳＡを誘発する可能性が指摘されています。

女性のＯＳＡの場合、男性で多い「日中眠い」という症状よりも「よく眠れない」という症状を訴えることが多いため、診断が「不眠症」とされて、不眠の治療が行われてしまう可能性があるという報告がされています。

もともと加齢によって眠りの質は変わっていき、徐波睡眠が減り、熟睡感が得られにくくなります。途中で目が覚めてしまったり、朝早く起きてしまったりということが起きやすくなるため、どのタイプの睡眠障害なのかを調べる必要があると思われます。

睡眠は、覚醒中にたまった疲労を回復するとともに、エネルギーを節約するためのもっとも効率のよい休養のあり方と考えられています。

ＯＳＡは、脳も体も休めず、酸欠状態が長く続いたり、交感神経から副交感神経の切り替えがうまくいかなかったり、酸化ストレスや炎症、代謝異常・動脈硬化があったりするため、体に大きな負担がかかります。したがって、**ＯＳＡを放置すると深刻な病気になる可能性が高まります**。「循環器領域における睡眠呼吸障害の診断・治療に関するガイドライン」をひもとくと、命を奪うような重大な病気が並んでいます。

まず、ＯＳＡは高血圧の直接的な原因になります。夜間や早朝の高血圧や3種類以上の違うタイプの降圧薬を飲んでも血圧が下がらない場合が多くあります。調査では、ＯＳＡの人の5割が高血圧にも同時にかかっていました。これだけで心臓や血管系の病気（狭心症・心筋梗塞など）のリスクになりますが、不整脈が起こりやすくなり、さらに血栓もできやすくなるため、血栓が流れて血管に詰まり、脳梗塞や心筋梗塞になる可能性が高まります。

また、狭い気道で頑張って呼吸するため、息の吸い込みが強く、重度のＯＳＡでは一晩中息を吸うときに心臓全体を外から吸引しているような強い力が働き、心臓の収縮力に直接の悪影響を及ぼします。心臓から太い重要な動脈（肺動脈・大動脈）へ血液を送り出すときも負担がかかります。

実際に、心臓血管系の病気の人の多くがＯＳＡを合併しているという報告が次々にされています。例えば、**心房細動という不整脈は5割、狭心症や心筋梗塞などが6割、大動脈解離では4割という高い頻度で、ＯＳＡも合わせ持っていた**のです。

ＯＳＡは糖尿病を発症する危険因子にもなります。これは、肥満や加齢という共通のリスクがあるためで、ＯＳＡと糖尿病に同時にかかっている人が7割います。ＯＳＡでは、血糖を下げるインスリンに対する感受性が下がり、インスリンの働きに十分効果が得られなくなる可能性（インスリン抵抗性）や、糖尿病の発症リスクが上がる可能性が考えられます。

また、酸欠になると、食欲を抑えるレプチン（抗肥満ホルモン）というホルモンが少なくなり、反対に食欲を増すグレリンというホルモンが多く出て、太りやすくなります。レプチンは血糖が上がらないように抑える働きもあるので、その作用が弱まり、レプチンが効きづらくなっている（レプチン抵抗性）状態になります。内臓肥満がメタボリックシンドロームへと進んでいくときにＯＳＡがあると、その後押しをしてしまうのです。

そのほか、ＯＳＡの患者さんは、肝硬変《かんこうへん》や肝がんへと悪化する可能性がある脂肪肝（非アルコール性脂肪性肝疾患）や、肺《はい》気腫《きしゅ》など慢性閉塞性肺疾患（ＣＯＰＤ）を合併していることは珍しくありません。息の吸い込みの力が強いために、胃食道逆流（ＧＥＲＤ）も多くなります。また、全身麻酔での手術の際に、手術後の呼吸・循環の問題で集中治療室へ収容される頻度が高くなるという報告があります。

このように、**ＯＳＡは〝病気のオンパレード〟とも言えるほど、いろいろな病気と関連しています。**

**中等度以上のＯＳＡをそのままにすると、8年後には生存率が63％にまで低下したという研究があります**（治療した人と治療せずに放置した人を追跡したところ、5年後で差が現れはじめた）。つまり、その8年の間に治療しなかった場合、命を落とす人が多かったのです。要介護状態の可能性もあります。もはや「たかがいびき」と言ってはいられない状況だということを、社会全体が一刻も早く理解する必要があります。

## ❖ＯＳＡの治療でパフォーマンスを上げる

**いびきが気になったら、内科・呼吸器科・耳鼻咽喉科・睡眠科・歯科・いびき外来など**

**でOSAの治療をしているところを受診してください**。いろいろな科が関係して、チームで治療していくことも多いので、そのような連携があるかも確認できるとよいでしょう。

まず、OSAの診断のための検査や問診を行います。自覚症状や、鼻や口の検査、血液中の酸素が十分かを調べる検査、自宅でできる簡易スクリーニング検査、入院して一晩の睡眠パターンを調べる精密検査（終夜睡眠ポリグラフ検査：PSG）など、多岐にわたります。

治療の前に、肥満の場合は生活習慣の改善と減量が大切になります。また、仰向けに寝ると舌などが落ち込みやすい場合は、横向きで寝ることを試します。

治療法としては、主に2つあります。それはCPAP（持続陽圧呼吸療法：シーパップ）とマウスピースです。OSAは薬で治るものではないため、上気道が狭くなっている原因を手術などで取り除く方法か、上気道が狭くならないようにするものを継続的に使う方法に絞られます。

CPAPは呼吸を助ける機械で、睡眠中に上気道が塞がらないように鼻のマスクから空気を送り、その空気圧で気道が通るようにします。これは、中等度〜重症のOSAの標準的な治療法となっています。

睡眠を改善するために**歯科で行うのは、マウスピース（オーラルアプライアンス・OA）を使う治療法**です。マウスピースは、下あごを前へ移動させるタイプが一般的です。**軽症**

**から中等度の人や、CPAPが使用できない人に向いています。**CPAPに比べて、コンパクトなので持ち運びがしやすく、治療を受け入れやすいという利点があります。

マウスピースもCPAPも、血圧を下げ、生活の質を上げるのに有効であることが示されました。長期的にも寿命が縮まることを予防する効果が期待されます。

「以前は熟睡した感じがなく昼間も疲れていたが、マウスピースを装着してからは朝の目覚めがよくなり、いびきも指摘されなくなった。治療によって睡眠の質を高められるとは予想外だった」という感想が睡眠歯科治療を受けた人の声として寄せられています。

もし「最近調子が出ない」ということがあれば、いびきにも注目してみてください。もしかするとOSAがパフォーマンスを下げてしまっているかもしれません。

「OSAかも」と思ったら治療をスタートして、1日のパフォーマンスを上げることが、ひいては1年、5年、10年後に元気で充実した毎日を送ることにつながります。

健康や寿命に重大な影響が出る可能性があるいびき・閉塞性睡眠時無呼吸（OSA）に対して、今のうちから対策をとっていきましょう。

メンテ
06

# 何度も睡眠中に起きてしまうときは「ドライマウス」をチェック

## 口が渇《かわ》いているのは唾液の恩恵を受けていない証拠

❖口がカラカラの〝ドライマウス〟で夜中に起きてしまう!?

ここからは、メンテ5で取り上げた「眠りが浅い」という問題以外で、途中覚醒を起こす原因を口の中に求めてみたいと思います。ここで扱うテーマは〝ドライマウス〟と〝頻尿〟です。

**中高年の女性に多い〝口が渇く症状（ドライマウス）〟は、血圧を下げる薬や精神科からの薬などの副作用やストレスなどで起こりやすく、むし歯や歯周病などになりやすくなるほか、口臭が強くなる、何度も睡眠中に起きてしまう原因になりえます。**

**またドライマウスは食べこぼし・むせ・滑舌の低下などといった口の機能を弱め、口で**

**の本来の防御力も弱めてしまう、実は恐ろしい症状です。**

「言われてみたら気づいた」という人が案外多いのですが、見過ごさないでほしいポイントがありますので、順番に紹介します。

「飴や水が手放せない」「口の渇きがつらい」などと思ったことはないでしょうか。もしかすると、それはドライマウスかもしれません。ドライマウスとは〝口の異常な乾燥状態〟または〝自覚症状として乾燥感がある〟状態を示します。日本では、ドライマウス人口は800万人、潜在的には3000万人といわれています。

ドライマウスではネバネバ感・ヒリヒリ感を感じたり、むし歯や歯周病の悪化などが起こります。渇きがさらに強い場合は、口臭や舌のひび割れ、話しづらかったり食べづらかったりする状態や、場合によっては不眠になってしまう場合もあります。

さて、鏡で口の中を見てみてください。舌を持ち上げてその下を見ると、そこに唾液がたまっていますか？　もし、たまっていなかったら、口が渇いている可能性があります。その場所は、舌下腺や顎下腺《がっかせん》からの唾液がたまるところです。メンテ2で詳しく説明しましたが、安静にしているときに出ている唾液の量は0・3㎖程度です。これが半分になると乾燥症状が表れるといわれます。

口がなぜ渇いてしまうのか。〝口〟という空間での水分の出入りを分類すると、3つ原因が考えられます。

**(1)口の水分として唾液量そのものが減っている**
**(2)粘膜側の保湿機能の衰えや水分量が減っている**
**(3)口呼吸や口が開いて水分が蒸発している**

年齢を重ねると唾液の量は減りますが、1番の原因は薬の副作用です。血圧を下げる薬などの心臓や血管に働く薬、精神科からの薬など、もし複数の薬を服用している場合は、主治医や薬剤師に相談するのも1つの方法です。

ストレスが大きい場合も、唾液が出づらくなります。唾液の分泌は交感神経と副交感神経の両方で調節していますが、ストレスがかかると交感神経が緊張します。すると、水分が少ない唾液が出るので、口が渇いた状態になってしまいます。また、喫煙・アルコール・カフェイン量・からいものの取り過ぎでも起こります。

口が渇く病気では、糖尿病や腎臓病、シェーグレン症候群（免疫の病気）にかかっている場合や、口や咽頭のがんの放射線治療後などがあります。

唾液の量とは別に、口が開いていると、そこから水分が蒸発して渇いてしまうということもあります。コロナ禍でマスクを手放せない生活になってから、「顔の下半分がすっかり緩んでしまった」ということはないでしょうか。

人と会話をすることが減ることで、口周りの筋肉を使わなくなったり、息苦しくて口で息をしてしまったりと、〝口を閉じる〟という基本的なことが無意識にできなくなっていることにつながっている可能性があります。

もちろんそれ以前に、耳鼻科の病気が原因で鼻で息ができなかったり、かみ合わせやあごの問題で口が閉じないという根本的な原因があるかもしれません。いびきや歯ぎしりなどによっても唾液の蒸発が進みます。もともと、夜の唾液の量は日中の10分の1といわれるほど少ないため、夜のほうが渇くのです。日中よりも夜に乾燥する場合は特に〝夜間口《こう》腔《くう》乾燥症〟と呼ばれます。

### ❖ドライマウスが引き起こす問題

口が渇いている不快感や食事の食べづらさ、滑舌の悪さの問題のほかに、ドライマウスはどんな問題を引き起こすのでしょうか。それは、メンテ2で説明した〝魔法の水〟である唾液の働きが、まったく期待できない状態を考えればわかります。

唾液の大きな役割としては、抗菌作用や洗浄作用があります。体の〝玄関〟としての口を陰ながら守っているのは、唾液です。唾液の作用が及ばなくなると、口の細菌のバランスが変わります。**むし歯や歯周病などが起こりやすくなるほか、口臭が強くなります。**細菌が増えて、細菌にとっての栄養も溜まっている状態になるためです。放置しておくと、不潔な状態の口から全身にも菌や毒素などがばら撒かれることになりかねません。「ただ口が渇くだけ」ではないのです（口臭についてはメンテ4で説明しました）。

また、いわゆる**〝カビ〟の仲間のカンジダ菌による感染も起こります。**健康な人の口では見られませんが、免疫が落ちているときに起こりやすくなります。誤嚥《ごえん》性肺炎と同じ〝日和見《ひよりみ》感染〟といわれるような、体が特に弱ったときだけに起こる状態です。

また、唾液の口を潤す作用がなくなると、口の粘膜が弱くなり、口内炎ができやすくなります。舌などがヒリヒリしたり、灼熱感を感じたりすることもあります。

味が感じづらくなるのは、舌で味を感じるときに、唾液に溶けた〝味物質〟で脳へ信号が送られるからです。唾液が少なくなると、乾燥で舌が萎縮《いしゅく》して味を感じる部分もうまく働かなくなってしまいます。

ドライマウスは〝飲み込み〟にも大きく影響します。人は通常では、3分に1回くらい無意識で「ゴックン」と唾液を飲み込んでいます。口の中に唾液が溜まってくると、私たちは反射的に飲み込みます。

**唾液の量が減ってしまうと、「ゴックン」と飲み込む回数が極端に少なくなるので、飲**

**み込みの〝ウォーミングアップ〟ができなくなります**。すると飲食のとき、つまり〝本番〟で困ってしまうのです。

飲み込みがうまくいかないと、むせや咳き込みが多くなります。口からスムーズに飲み込めず、喉に詰まってしまったり、気管に入ってしまったりして、高齢の方に多い「嚥下《えんげ》障害」という状態につながっていきます。高齢になり、咳や飲み込みの反射すら弱くなると、誤嚥性肺炎という命に関わる病気の危険性が高まります。

## ドライマウスは体が衰えていくサイン

### ❖オーラルフレイルとドライマウス

「老後に長生きしても、毎日の生活でさえ人の手を借りるのは嫌だ」という人もいるかもしれません。実際、日本では約10年介護を受けてから亡くなる人が多いようです。健康で充実した生活を長く送るということは、すなわち介護状態になるのをできるだけ遅く、そして短くするということです。

健康と介護状態の中間の状態で、健康にまだ戻れる状態（機能障害がない状態）を、〝フレイル〟と呼びます。〝フレイル〟の段階では、弱った状態を改善することはでき、フレイルの先にあるのが介護の必要な状態です。東京大学の辻哲夫特任教授と飯島勝矢教授らの大規模健康調査（柏スタディ）がきっかけで生まれた、新しい考え方です。

〝オーラルフレイル〟という言葉をご存じでしょうか。これは口の機能が弱まり、全身の虚弱（フレイル）につながっていく前段階を意味しています。食に偏りが出てきたり、口の機能が少し下がったりするような、口に関連した小さな衰えです。食べこぼし、むせ、滑舌の低下、かめないために避ける食品が出てくるなどということです。実は、これはドライマウスの症状と重なるところがあります。

**口の状態とフレイルの危険度の関係を調べた3カ国の研究では、残っている歯の数・口の機能・ドライマウスの症状がフレイルと関係があるということがわかりました。**

口の状態が弱ってくると、全身の衰えにつながるということがここでも示されました。

さらに柏スタディの結論を紹介します。オーラルフレイルの人が要介護認定を受けるリスクは、そうでない人の2・4倍で、死亡するリスクは2・1倍でした。研究に協力してくれた人を4年間追いかけて出た数字ですから、些細な口の衰えがいかに人生に大きな影響を及ぼすのかとびっくりするかもしれません。

もちろん、ドライマウスがあるからといって、すぐに介護状態や死亡する可能性があると言っているわけではありません。ただ、ドライマウスの程度にもよりますが、「口が渇く」という自覚症状よりも、ずっと重大なことが起こる前触れの可能性があるということです。普段は気に留めないようなことですが、大きな病気が隠れていることもあります。〝そういえば……〟で行動できるかが、この先も充実した健康な生活を送れるかの分かれ目になります。体からのサインを見過ごさないようにしましょう。

## ❖女性の更年期と口の健康

女性ホルモンのエストロゲン（卵胞ホルモン）の減少は、口の粘膜や唾液腺にも関係します。

**ある研究では、閉経期の5割前後の女性が、口の不快感や渇きを感じているという報告があります**（健康な閉経期の女性の45％、全身的な病気がある閉経期の女性では60％）。

年齢的にストレスのかかりやすい時期ではありますが、閉経という大きな転換期を迎える時期という視点で、ここから更年期と口の健康について、さらに解説していきます。

女性ホルモンのうち、エストロゲンは閉経の前後の10年間で変動しながら、減少していきます。エストロゲンは女性の健康を支えているホルモンです。口の健康もエストロゲンの減少による打撃を受けるということが、いろいろな研究によってわかってきました。口の粘膜や唾液腺にも、エストロゲンを受け取り、その調節を受ける仕組みが見つかっています。

エストロゲンが減ると、口の粘膜は薄く萎縮し、弾力がなくなり、傷つきやすくなります。口の粘膜に症状が表れる、扁平苔癬《へんぺいたいせん》などの免疫の病気が起こる可能性があります。ヒリヒリするような痛みを感じたり、感染が起こりやすくなったりします。

また、唾液の量が減り、成分が変化して、唾液が本来持つ防御機構を発揮できなくなる可能性があります。**唾液の量も減ってむし歯ができやすい状態です。炎症が起こりやすくなり、歯周病のリスクが上がります**。

更年期以降の女性の間で危険性がよく知られているのは、骨粗しょう症です。骨粗しょう症はいろいろな要因が重なって起こりますが、その1つはエストロゲンの減少です。

エストロゲンが減ると、骨をつくる細胞が働かなくなり骨を壊す細胞がよく働くようになります。また、腸でのカルシウムの吸収が減ってしまいます。すると、カルシウムやリン濃度を調節している副甲状腺ホルモンがたくさん出て、骨を溶かしてカルシウム濃度を上げようとしてしまいます。その結果、血液と唾液にはカルシウムが増えるのですが、骨の吸収が進んで骨の量が減り、骨折しやすい状態になります。

閉経後10年間ほどの間に骨量は大きく減少します。腰椎骨密度では20〜44歳を100％とすると、45〜99歳で98％、50〜54歳で90〜92％、55〜59歳で82〜83％と、激減してしまうのです。

これは、歯を支えているあごの骨にもあてはまります。あごの骨が減って、歯を支える力が弱まり、歯周病が進む可能性も指摘されています。歯が抜けると、歯の周囲の骨もなくなりますので、あごが薄っぺらくなり、簡単に骨折する危険性も高まります。

また、あごの関節にあるコラーゲンやコンドロイチンもエストロゲンの減少によって影響を受けるという研究も進んでいます。実際に、どうやって閉経後の女性の口の健康を守るのかというガイドラインはまだありません。エストロゲンと口の健康の関係については、今後の研究が期待される分野です。

# ドライマウスの人のための基本的なオーラルケア

## ❖ドライマウスの改善策とプチトレーニング

さて、話をドライマウスに戻します。ドライマウスの人は、口での本来の防御力が弱くなっていることは間違いありません。ですから、口の中をより清潔に保つ努力が必要になります。

**歯ブラシだけでなく、デンタルフロスや歯間ブラシを使うとか、フッ素（フッ化物）を**

**有効に使う**ということです。これに関してはメンテ9で説明します。そして、乾燥と刺激物を避け、口を潤す努力をすることになります（ただ、砂糖の入っている飴や、pHの低い飲み物は、むし歯になりますのでご注意ください）。

文献では、歯や歯ぐき、唾液の検査などを受けるほか、口の中を清潔に保つために、オーラルケアの方法を個別に受ける必要性を強調しています。

そして、アルコールを含むマウスウォッシュや、泡立ち成分としてラウリル硫酸ナトリウムを含む歯磨き粉は、ドライマウスを悪化させ、口の粘膜を刺激するので避けること、硬過ぎる食べ物は、敏感になっている粘膜を傷つける可能性があるので避けるべきとしています。亜麻仁油や月見草油など鎮静効果があり、天然の保湿およびコーティング剤として使えるオイルの使用もヒントになるかもしれません。

唾液が減少しているのは、薬の副作用や複数の薬を使用していることが原因であることが1番多いので、変更できるかどうか主治医に相談します。唾液を出す作用のある薬や漢方薬も選択肢となります。漢方薬は体質や特徴を考慮した処方が必要で、効果が出たからといって、すぐにやめないことも大事です。ただし、保険適用でない可能性もあります。

また、**口の運動やマッサージを行うことも大切**です。口まわりの筋肉や唾液腺を刺激します。コロナ禍でマスク生活が続いて、口を使わなくなっているなと思う方は、日本歯科医師会の資料に詳しく載っていますので、巻末の主要参考文献のページを参照し、ぜひチャレンジしてみてください（メンテ6内　日本歯科医師会　オーラルフレイル対策のための口腔体操）。

〝パタカラ体操〟や〝あいうべ体操〟、早口言葉など、どれも簡単なのですが、繰り返すと口まわりが疲れてくるのを感じます。そんな状態になるまで繰り返すのを1セットとして、1日2〜3セット続けるとよいでしょう。顎下腺や耳下腺などのマッサージも、自分で簡単にできます。ただし、放射線治療を受けた人は医師・歯科医師に相談してください。

さらに、味覚を上手に使って、唾液腺を刺激する方法も研究されています。ドライマウスを訴える患者さんに、**乾燥昆布の煮出汁を1日に4、5回口に含んでぶくぶくうがいしてもらったところ、くちびるにある小さな唾液腺からの唾液が増えて、自覚症状も減ったという報告があります**。味の中では、うま味（グルタミン酸）が効果的で、昆布茶と唾液マッサージで口の乾燥や出血、口臭の改善に効果があったという報告もあります（甲状腺疾患の方は、昆布の使用に関して担当医に確認してください）。

## ❖口を潤すグッズと改善策

ドライマウスの症状を緩和する保湿剤は、いくつかタイプがあります。保湿成分は、ヒアルロン酸や、キシリトール、ソルビトール、グリセリンなどです。

形状によって、リキッド、シート、ジェル、マウスウォッシュの4タイプに分けられます。シートタイプとジェルタイプは特に夜間の使用にお勧めです。同じメーカーでも違うタイプの保湿剤を取り扱っているので、使い分けたり、併用したりしてもよいでしょう。

口が開いていて渇いてしまう場合は、唾液の蒸発が原因です。口呼吸を改善したり、夜間にマウスピースを使用すると、上あごの天井を覆うため、乾燥を防ぎ、口の潤いをキープすることができます。

一方で、口の渇きを改善する食品を挙げますと、抗酸化物質のフラボノイドがドライマウスに効果があるとされ、代表的なものはケルセチンとイソフラボンです。

ケルセチンは**玉ねぎ**などに多く含まれ、酸化を防ぎ炎症を抑えたり、血管を広げたりする作用があります。また、唾液腺で唾液中の水分の調節やカルシウムの取り込みに関連しているとされています。

**大豆**などに含まれるイソフラボンも酸化を防ぐ作用や、エストロゲンに構造が似ているため、エストロゲンをキャッチする仕組み（受容体）に作用できると考えられています。

乾燥が酷い場合、ドライマウスを専門にしている歯科医院やドライマウス外来などを受診してみることをお勧めします。市販の保湿剤でも症状が緩和しない場合は、診断を受けて人工唾液が処方されることもあります。

## 睡眠中にトイレに起きてしまう原因は口にあるかも!?

### ❖頻尿と口まわりの問題

最後に「トイレが近くて、すぐに起きてしまう」という問題です。

寝ているときに、1回以上トイレに起きる症状を「夜間頻尿」といいます。

その原因は主に3つあり、①尿量が多い、②膀胱《ぼうこう》の容量の減少、③睡眠障害（メンテ5を参照）が挙げられます。

**睡眠中にトイレで起きてしまう原因である「①尿量が多い」というのは歯科と関係がある可能性があります。病気では糖尿病、睡眠時無呼吸症候群（SAS）が考えられます。**

糖尿病の場合、1日の尿量が多くなります。血液の中の糖が多くなりすぎるため、腎臓は糖を水分と一緒に尿として、体の外に出そうとして、尿の量や回数が増えてしまいます。

口渇・多飲・多尿という特徴的な症状が糖尿病では起こります（糖尿病と歯周病の関係は、

メンテ1で説明しました)。

夜間に限って尿が多くなる場合は、メンテ5で説明した睡眠時無呼吸症候群が関係あるかもしれません。血液の中の酸素が少なくなることで、夜間でも交感神経が活発に働いて膀胱が収縮したり、尿を出すホルモンが多く出たりして、トイレに頻回に行きたくなってしまうのです。CPAPを使い始めて、頻尿がなくなったという報告もあります。

頻尿には、泌尿器科や内科の病気が関わっていることが多いですが、口まわりの問題でも起こりうるということを頭の片隅に置いておいてください。

また、**尿量が多い場合、単純に水を多くとり過ぎていることがあります**。

本来は、食事のときに飲み物を飲まないほうが望ましいのです。ここでいう飲み物とは、お味噌汁やスープのことではありません。食事のときに横に置く水分のことです。特に子どもには、「食事のときに水を置かないでください」と歯科関係者から言われることがあります。きちんとかんで飲み込むという食べ方を習得するために、水の力を借りて飲まないように指導します。

もちろん、まったく水を飲んではいけないということではありません。口の中に食べ物が入って、かみ砕かれ、飲み込める形にまとめられて喉のほうに送られ、飲み込むという一連の摂食嚥下《せっしょくえんげ》というプロセスが大切なのです。「カレーは流動食だよ」と冗談で話す人もいますが、早食いできる食べ物というのは、よくかまないでも飲み込むことができる軟らかい食事です。さらに、水分を一緒にとって流し込むように食べている人は、必要以上に水分をとっていることになります。

また、食事中によくかまずに、水の力で飲み込んでいる場合、軟らかく塩分の高い料理ばかりになるため、口の機能の衰えが進んでいる可能性もあります。早食いできる食べ物は塩分が高いことが多いため、喉が渇いて水分も欲しくなってしまうのです。

よくかんで唾液を出すことは、人間には非常に重要な活動です。早食い傾向や水分をとり過ぎているという心あたりがある人は、まず食事の仕方から見直してみることをお勧めします。

# 第4章

# ポジティブな心とセレブも目指す〝口元づくり〟で笑顔が輝く「口元美人」に！

ここからは、心とお口メンテの関係についてみていきます。

お口メンテはむし歯や歯周病の予防のためだけではありません。人生100年時代では〝守り〟のお口メンテだけではなく〝攻め〟のお口メンテが必要です。〝攻め〟のお口メンテは「心がパワーアップするオーラルケア」と定義して話を進めます。

〝攻め〟のお口メンテを実践して、アンチエイジングでは必須の「ポジティブな心」を手に入れましょう。

メンテ
07

# 「かむ」と心がスッキリ！ストレスをやわらげるメンタルケア

## チューインガムがストレスを減らす⁉

❖「かむ」ことで、ストレスに対抗する体の3系統システムをサポートする

コロナ禍でどんな人にも大きなストレスがかかりましたが、コロナ以前にも、現代は〝ストレス社会〟と呼ばれていました。２０１５年に企業にストレスチェックが義務化されるなど、過剰なストレスが問題になっていたのです。

特に40～50代は〝責任世代〟といわれ、仕事で立場のあるポジションについたり、子どもの教育が終盤になったり、親世代が高齢化してきたりと、自分のことにかける時間がないほど、忙しい毎日を送っています。

知らない間に体に疲れがたまって、心もストレスを抱えきれなくなっている、というこ

とはないでしょうか？　健康の曲がり角や更年期もやってくるこの年代だからこそ、身につけておきたいのはストレスに対抗する力です。

「心と体はつながっている」と言いますが、私たちが〝心〟と捉えているところも、結局〝体〟の一部です。

ストレスが加わると体の3系統のシステムが反応します。

1つ目は交感神経のルート（SAM軸）、2つ目はホルモンのルート（内分泌・HPA軸）、3つ目は免疫系です。ストレスが加わると、交感神経によって免疫機能も変調が起こります。一般的には、**細菌やがんなどを排除する免疫細胞の働きが弱まる**ことが知られています。ストレスで歯周病が悪化するという報告もあります。

外部からの刺激があっても体の内部環境を一定に保つために、この3つの系統は密接に関わりながら働いていますが、ストレスが長引くとバランスが保てなくなってしまいます。

さて、**歯科医師の私がなぜストレスについて説明していたかというと「ガムをかむとストレスや不安が減る」という話をするためです。**

早くは1939年の報告からで、ストレスの3系統を研究したさまざまな研究でも「かむことはリラックス効果がある」と述べています。

第1の交感神経のルート（SAM軸）では、ガムをかむと交感神経の活動が抑えられることがわかりました。第2のホルモンのルート（HPA軸）では、コルチゾールを出すように働くホルモンが抑えられ、このルートの活性化が抑えられているのが確認されました。第3の免疫のルートの研究でも、ガムをかむとストレスで高まった交感神経の働きを正常に戻し、リンパ球が増えて免疫力が上がるという報告があります。

さらに、フルタイムの仕事を持つ人を対象に行った研究では、ガムをかまない人はガムをかむ人に比べて、職場や家庭でのストレスについてかなり頻繁に不平を言っており、ガムをかむ人たちのほうは高血圧の発生率が低かったり、不安やうつ病を軽くし、よりポジティブな気分になったりすることが明らかになりました。

かむことが人間の脳の司令塔とも呼べる前頭前野を活性化し、感情と関係する扁桃体《へんとうたい》に影響して、ストレス刺激からくる反応を抑えているという報告があります。

このように、ガムをかむとストレスが減るということは、いろいろな手法の研究が進んできているのですが、まだあまり生活に応用されていないのが残念なところです。

## 口からの情報は、脳で〝えこひいき〟されている

ここで、かむ刺激がどのように脳に伝わるのか、そのルートを追ってみましょう。

それには、まず1本の歯の構造を思い出す必要があります。歯は骨に直接囲まれているのではなく、歯根膜《しこんまく》という0・2〜0・4ミリの薄い膜が根っこの表面を覆《おお》い、その膜を介して骨にとめられています。この歯根膜は、歯と骨の間のクッションのようなイメージであり、〝かみごたえ〟を感じるセンサーとなっています。お煎餅《せんべい》を「ボリボリ」とか、いくらを「プチプチ」とか、食事でかんだ感覚を楽しむことができるのは、この歯根膜のセンサーのおかげです。

このセンサーでは、そのほか熱い・冷たい・触った感覚・痛みなどの情報を受けとり、三叉《さんさ》神経という大きな神経を通じて、視床下部を経由して、体の感覚を受け取る場所（大脳）に伝えます。**体全体から見ると口はとても小さい部分ですが、大脳の感覚を受け取る場所の広さは、なんと3割もしめています。**口の感覚の情報は〝えこひいき〟を受けていて、くちびるや歯、舌なども含めて多くを伝えています。

**かむことで大脳へ直接伝わる情報によって、ストレスや不安が減ったり、記憶が活性化することが知られています。**

このように脳は〝現場〟からの情報をしっかり受け取って、食べたり、飲み込んだり、話したりするために、口をうまく使っているのです（手前の中継地点で指令をすぐに出すこともあります）。

歯根膜センサーはとても繊細で、わずか10グラムの圧がかかっても感知することができます。もし歯がなくなったら、かみごこちなどは歯ぐきが代わりに感じます。

ただ、歯ぐきは歯根膜にはなれないので、１００グラムを超えないと感覚情報を脳に伝えません。つまり感じ方が鈍くなってしまうのです。自分の歯がなくなった後に入れるインプラントも歯ぐきでかみ心地を感じるので、もちろん歯がないよりはとてもよいのですが、天然の歯ほどの細やかな食事の感覚を得ることは、難しいといえます。

歯根膜センサーで感じた〝かみごこち〟の刺激は、太い三叉神経を通じて中継地点を経て視床下部に届き、満腹感を感じるようになります。このとき、ヒスタミンが放出されています。海馬《かいば》でも、かむと神経細胞からヒスタミンが出されます。

## かむことは、ストレスによる記憶力低下の抑制にも関係している

海馬は記憶や位置・方向・場所などの空間認知能力をカバーしている脳の場所です。ストレスが長引いてうつになると、神経細胞を新しく作る能力が下がったり、海馬が萎縮したりすることがわかってきました。しかし、ガムをかむことで、ストレスで働きが悪くなった記憶の回路を活性化する可能性が示されています。

高齢者でホームに入居している人の日常生活の活動能力（ＡＤＬ）は、かめる人ほど衰

えずに維持される傾向があります。高齢者を対象にした記憶テストでは、ガムをかむと記憶力がアップすることが確認されました。また、超高齢者でも、硬い食事が食べられるようになると、日常生活の能力も上がってくることが報告されています。

つまり**歯が少なくなり、かめなくなると、ストレス対処や記憶力にも影響が出ることがわかります。かんで食べることができると、入れ歯の人でも、入れ歯を入れていない人よりも認知症のリスクが低くなるという報告も出ています。**

このように、ガムをかむということは、脳のいろいろな回線のスイッチを押すことになり、その1つがストレスを抑える作用であり、日常生活の能力にも影響するということは、ぜひ参考にしてください。

## かむことで増える幸せホルモン「セロトニン」

### ❖〝幸せホルモン〟セロトニンがコロナ禍でさらに弱まった

このメンテ7の冒頭で、体はストレスに対抗するために交感神経・ホルモン・免疫という3系統のシステムがあり、かむと3系統でそれぞれストレスを抑えるように働くことを説明しました。ここでは、かむことによってセロトニン神経も働きを強め、ストレスに対抗し心の安定につながることをお伝えします。

ストレスや不安といえば、最近注目されているのが「セロトニン」です。**セロトニンは〝幸せホルモン〟と呼ばれ、神経の情報を伝える物質の一種で、心の安定に大切な働きをします。**

「コロナ禍では、〝幸せホルモン〟のセロトニンの働きがさらに弱まってしまう」と警鐘を鳴らすのが、セロトニンＤｏｊｏ代表の有田秀穂《ひでほ》東邦大学医学部名誉教授です。有田氏はセロトニン研究の第一人者として、「キレやすい人はセロトニンの働きが弱まっている」「ストレスや睡眠不足、昼夜逆転の生活がセロトニン不足を起こし、うつ状態につながる」と、広く発信しています。一体これはどういうことなのでしょうか。有田氏の弟子の一人である私が、セロトニンについて解説します。

セロトニンは、脳の深い部分である脳幹にあるセロトニン神経から出る物質で、セロトニン神経はケーブルを脳の全域や脊髄などに伸ばしています。そのケーブルの先（シナプス）には、次の細胞のセロトニンをキャッチするところがあります。セロトニンがキャッチされると、次の神経細胞も活性化し、リレーのように神経回路がつながっていきます。

セロトニン神経はよく、オーケストラの指揮者に例えられます。脳というオーケストラは、パートごとに違う役割がありますが、それぞれがコミュニケーションをとりながら、全体では素晴らしい調和を保っています。
セロトニン神経は、この〝大所帯〟のオーケストラを〝少人数〟ながらコーディネートしてまとめています。けれども、セロトニン神経の元気がなくなると、出すセロトニンの量が減ってしまうので、次の神経細胞にうまく伝わりません。指揮者がいないと、バランスが取れなくなるので、とても重要な役割といえるでしょう。

## ❖セロトニン神経の働きはいろいろ

ここから、具体的にセロトニン神経の働きを挙げていきますが、その多彩な働きに驚かれるかもしれません。これは脳の奥深くにある脳幹に集まっている〝基地〟からセロトニン神経がケーブルを枝分かれさせながら、脳のいろいろなところに枝を伸ばしているからです。

まずは、自律神経への影響です。自律神経には、交感神経と副交感神経があります。私たちの体は、起きて活動しているときは交感神経が、寝ていたり休んでいたりするときは副交感神経が強く活動しています。セロトニン神経は起きているときに活動します。

朝起きると、体は活動を始めますが、セロトニン神経が交感神経を起こす、とも言えるのです。セロトニン神経が弱まっていると〝休息〟の副交感神経から〝活動〟の交感神経に移行できず、ぼんやり朝をスタートさせることになってしまいます。スッキリ起きるにはセロトニン神経の働きが役に立っています。

また、ストレスの刺激を受けたときに自律神経を働かせて血圧などを調節したり、ドーパミン神経やノルアドレナリン神経が過剰に働かないようにしています。

そして、セロトニン神経は脊髄にある運動神経にもケーブルを伸ばしています。筋肉を動かすのは運動神経ですが、セロトニン神経は後方から応援しています。その〝応援〟を受けて、筋肉は力を発揮することができます。逆にセロトニン神経が弱まっていると、力が出ない状態になります。

ただ、セロトニン神経はすべての筋肉を〝応援〟できるわけではありません。セロトニン神経は、筋肉の中でも抗重力筋に影響を与えます。抗重力筋とは、重力に反して姿勢を保つ筋肉で、背中の筋肉や腹筋、太もも、まぶた、ふくらはぎなどです。かむときに口を閉じる筋肉（咀嚼筋《そしゃくきん》）も、あごを重力に反して持ち上げるので、抗重力筋です。

セロトニン神経が元気であれば、まぶたがぱっちり開き、かむ力もしっかり働きますが、弱まっていると、目が開かず、しっかりかめないということになります。

そのほか、セロトニン神経は呼吸に関連して、気道を通る空気の量をコントロールする声門の周りの筋肉の調整を行います。また、セロトニンはメンテ5に登場した睡眠に関連する物質であるメラトニンの原料でもあります。

## ❖セロトニン神経を元気にするには

先ほど、セロトニン神経は起きているときに活動すると述べました。起きているときは、ゆっくりとした一定の頻度で興奮しています。太陽の光でさらに活発化します。

また、**〝幸せホルモン〟であるセロトニン神経を増やし活発化させるためには、呼吸・ウォーキング（歩行）・自転車こぎ・水泳、そしてかむこと（咀嚼）などのリズム運動が大切です。**

リズム運動は対《つい》になっている運動です。呼吸では「吸う」と「吐く」、ウォーキングも「右足を出す」と「左足を出す」の対です。かむことも、外側から見れば、口を「開ける」と口を「閉める」というリズム運動なのです。厳密にはあごを「持ち上げる」と「緩める」ということです。

最初に挙げた呼吸ですが、ここでいう呼吸は日常的な呼吸ではなく、腹筋をしっかり使う腹式呼吸になります。有田氏の研究で、坐禅《ざぜん》のゆっくりとした意識的に吐く呼吸法では、セロトニン神経が活性化して、ネガティブな気分が改善し、スッキリとした気分になることが確認されました（かくいう私も大学院時代、暗い実験室で指示されたように呼吸法を一生懸命に行った一人です)。

セロトニン神経が活性化するのは、呼吸・歩行・咀嚼のように、人間が生きるために必要なことです。人間の原始の生活スタイルを思い浮かべると、朝起きて獲物を獲りにいき、それを食べることの中に、セロトニン神経が活性化するリズム運動と日の光が入っていますから、非常に理にかなっています。その古くからの営みを、コロナ禍で定着した部屋で動かないリモート生活は、大きく変えている可能性があるのです。

## ❖ガムをかんだら、セロトニンが元気になった

セロトニン神経の多彩な働きの中に、「痛みを抑える」ということがあります。このシステムでは、痛みの信号を脳が〝痛み〟として受け止める前に、脊髄で痛みを抑えます。過剰な痛みを感じないように、手前で働くシステムが2系統、体には備わっていて、その1つになります。スポーツ選手などが、怪我をしていたのにプレイに夢中になっていて気づかず、あとでひどい怪我とわかって手術になった、というようなことがありますが、そのようなときには、このシステムが働いていると考えられます。

セロトニン神経はガムをかむことでも活性化されます。そこで私の研究ではガムをしっかり20分間かみながら、ふくらはぎの横に電気的な刺激をして、痛みの感じ方を観察する

ことにしました。同時に血液や尿に含まれるセロトニンの量の変化をみました。すると、主観的・客観的データの両方で痛みは抑えられ、セロトニンの量が増えていました。その効果は、ガムをかんだあと30分後に測ったときも続いていました。

その後の研究で、**ガムをかむと脳の前頭前野（人間の脳で1番高度なことを扱う部位）の特定の場所の脳血流が増えることが視覚的に示され、血液のセロトニン量も増えていたことから、セロトニン神経が活発になっていることが推測されました。**また、心理テストでは緊張・不安・抑うつなどのネガティブな気分が改善されていました。

リズム運動でセロトニン神経の活発化が始まるのは開始して5分後です。その後、活動レベルが上がり、20~30分でピークとなります。その効果は2時間ほど続きます。

この結果を私たちの日常生活に当てはめて考えてみましょう。

朝、起きてセロトニン神経が活動を始めたら、太陽の光を受けて、朝ごはんをしっかりとかんで食べることで、セロトニン神経に勢いをつけます。1回の食事でしっかりかんで食べれば、2時間セロトニン神経の活動レベルが上がります。

そして歩いて仕事場に向かったり、近所を散歩したりするのもよいと思います。こうして午前中が過ぎ、セロトニン神経の活動がまた少し下がったところで、昼の食事です。3回の食事で2時間程度も活性化することを考えると、日中はセロトニン神経のアクセルがうまく踏まれながら、活動を行っていることがわかります。

反対に、リモート生活やよくかまない食事は、セロトニンの元気がなくなる生活といえます。

**「ガムを20分かむ」という簡単なアクションを日常生活にプラスすると、お手軽に有意義な効果が得られるので、ぜひ実践してほしいと思います。このときのガムはキシリトールなどのノンシュガーにしてください。**そのほか、セロトニン神経を活性化させるメニューについては、メンテ10で解説します。

## ❖女性の更年期障害とセロトニン

セロトニンが少なくなる原因の1つに、女性ホルモンの分泌の減少が関係していることがわかり、更年期障害との関わりも注目されるようになりました。

日本人の女性の閉経の平均年齢は50歳といわれています。閉経期（メノ期）の前後10年間、エストロゲンの分泌量が急激に減少します。このような状態になると、さまざまな体調不良や情緒不安定などを引き起こします。

エストロゲンは、妊娠や性に関わるだけでなく、肌のツヤやハリ、脳への働き、心臓や全身の血管を保護する働き、骨や筋肉を守る働き、コレステロールの代謝など、女性の健康全般に関連しているホルモンです。

ホルモンバランスのゆらぎによって日常生活に支障が出る「更年期障害」は、人によって症状の現れ方や程度も違います。中には、**うつ症状や思考力の低下、イライラ、不安など、精神的につらい症状が出るケースも少なくありません。**

**これは、エストロゲンが減って、セロトニン神経を調節する働きが弱まってしまうためと考えられています。**

セロトニン神経は前述のとおり、自律神経を調節したり、ドーパミン神経・ノルアドレナリン神経が過剰に働かないようにしたりする役割を果たしており、ストレスに対抗し、心の安定につながっています。エストロゲンが減ると、セロトニン神経の働きが弱くなったような症状、つまり、うつ症状やイライラ、無気力、不安、キレやすい、などの症状が現れる人もいます。

そこで、更年期障害でセロトニン神経に元気がないときは、そのおおもとである女性ホルモンの減少に目を向けたほうがよい場合もあるかもしれません。

更年期障害の治療方法はいくつかの選択肢がありますが、その中にホルモン補充療法（ＨＲＴ）があります。日本女性医学会のガイドライン（２０１７）によると、特に重度の更年期障害で、イライラ・不安・気分不快には、ＨＲＴが有用性が高いと記載されています。女性ホルモンを補充することで、エストロゲンの働きを補う作用が期待されます。

ちなみに、ガイドラインでは、歯科口腔系でＨＲＴに期待される作用・効果として、①あごの骨の骨密度を増加させる、②ドライマウスを改善する可能性がある、③歯の喪失を予防し歯周病や他の口の症状を予防・改善する可能性がある、という３点を挙げています。

ここでは、ＨＲＴを１つの選択肢として紹介しましたが、乳がんになったことのある人や現在乳がんの人などは適応でない場合がありますので、婦人科担当医に十分説明を受けてください。

メンテ 08

# 若々しく、人からよい印象をもたれる決め手は「口元」にあり！

## 「人の印象は口元に左右されている」という脳科学的・文化的な理由

### ❖前歯は顔！

朝起きて顔を洗います。鏡を見るとあなたの顔が映っています。そのとき、あなたの顔には何があるでしょうか。顔には額《ひたい》・眉毛・目・鼻・口・あごがあります。少し笑ってみましょう。すると、口から前歯が見えます。

「なーんだ、当たり前じゃないか」と思われるかもしれません。けれど、本当に当たり前でしょうか。メンテ8は、「若々しく、人からよい印象を持たれる」という直接的なアンチエイジング効果についての話をしていきます。

顔にあるもの＝顔のパーツです。当然ながら、**他人はあなたの前歯を〝顔の一部〟として認識しています**。あなたは「顔のパーツとして認識される前歯」について、意識したことはありますか？

歯科医（特に矯正歯科医）から「前歯は顔ですから！」と言われて、「うっ」となってしまうなら、何か気になることがあるのかもしれません。それは、歯並びでしょうか。それとも、歯の色でしょうか。

前歯は顔のパーツとして重要ですが、日本ではあまり意識されていないようです。以前、英会話を習っていたアメリカ人の先生が、電車で見る光景に首を傾《かし》げていました。「エリートの学校の制服を着ている生徒も、歯並びが悪い。あの学校に行かせているのだから、親は矯正治療のお金は出せるはずなのに」と。テレビに出ている人々や世界で活躍している日本人も同じです。

そのアメリカ人の先生に「なぜ、日本ではあんなに歯の汚い人がテレビに出ているのか」と聞かれたことがありました。当時中学生だった私には、強烈な言葉でした。「八重《やえ》歯《ば》がかわいい」という文化が日本だけということを知ったのもこの頃でした。それ以来、メダルを取ったオリンピック選手や歴代総理大臣などの口元に注目してきましたが、「確かに……」と思うことが多々ありました。

ある調査によると、日本・アメリカ・ドイツ・オーストラリア・イギリス・スウェーデンの6カ国の20〜69歳の男女に、自分の歯に自信があるかを聞いたところ、日本で歯に自信がある人はわずか13％でした。6カ国の平均は54％で、それを大きく下回る結果となりました。その反面、日本人は「歯がきれいな人は仕事ができそうに見える」と60％の人が回答しています。

### ❖無意識の視線の科学① 笑顔と歯並び

面白い調査があります。SNSで「いいね」を押すことが多いのは、「歯を見せた笑顔」か「口を閉じた笑顔」かという質問に対して、**8割の人が「歯を見せた笑顔」と回答しました。**歯を見せて笑うと、「ハッピーな印象だから」「歯まで見えた笑顔は魅力的・より素敵」「気取ってないから」などという声が寄せられました。口元がきれいで思いきり笑えたら、素晴らしい第一印象を持ってもらえることがわかります。

では、なぜ口元でここまで印象が決まってしまうのか、少し科学的な視点で考えてみましょう。視線調査は、ほかの人がどのように視線を送っているのか、人が実際に「どこを」、「何を」、そして「どれだけ」見ているか（眼球がどこを向いているか）を測定する手法で、視線を可視化し無意識の行動を明らかにします。

そこで、歯並びの良しあしと笑い方（無表情・微笑《ほほえ》み・大笑い）を変えた写真を見せて、7秒間の視線の動きを調査したデータがあります。歯並びがよい場合、口を大きく開けて笑うと、瞬間的にひきつけられるように口元に視線がいきます。

見ている時間を調べると、大笑いしている写真は、無表情・微笑みに比べて2倍も好んで見られるということもわかりました。人は本能的に笑顔が好きなのです。

**歯並びがよい場合、大笑いの写真はすぐに（0・6秒）視線が口元にいき、長く（1・8秒間）見ています。けれども、歯並びが悪い場合は、もっと長く見ています（2・5秒）。**しかも、目にあまり視線がいっておらず、ほとんど口元を見ていることがわかります。アンケートの結果から、歯並びが悪い大笑いではよくない印象を与えることがわかりました。

つまり、悪い印象で口元や歯を長く見ているということです。歯並びが悪い人が大笑いをしたとき、口元を一瞬のうちに見られて、その後もじーっと変な視線を送られることになります。これは無意識ですから、気持ちのよいものではありません。

## ❖無意識の視線の科学② この人は信頼できるのか

次は顔のパーツの話です。「第一印象はとても大事」ということに異議を唱える人はいないでしょう。第一印象がよければ、人間関係の次のステップに行きやすいですが、反対に第一印象が悪ければ、その印象をくつがえす労力が増えてしまいます。

そこで私が注目したい顔のパーツとは、ズバリ「あご」です。**あごが小さいと、第一印象で信頼を得にくく、あごが広いと信頼を得やすいことがプリンストン大学の研究などでわかっています。**

この判断は脳の扁桃体《へんとうたい》という場所で行われていることがわかりました。扁桃体は、意思決定、情動反応（気持ち）、記憶など、多くの社会的に重要な脳の処理に関わっています。ここで、数ミリ秒という速さで、過去に有害だった人などの記憶と合わせて、初対面の人が信頼できるか判断しているというのです。

実は、人間は第一印象を決める作業の前に、顔のパーツを瞬時に判断しています。脳には「顔ニューロン」という顔の認識専門の神経細胞がいくつもあり、その中には、口の幅を測ったり、あごの幅を測ったり、目からあごまでの幅を測ったりする役目の神経細胞もあり、総合して顔全体の認識に役立っています。

その情報をもとに口元を見て無意識に魅力を感じたり、瞬時に「信頼できそう」という印象を持ったりするのです。

ある実験では、サルに人の顔の写真を見せて、そのサルの顔ニューロンの活動をみました。このとき、口元に反応する顔ニューロンを対象に、顔全体を見せたときと一部を隠して見せたときの活動を調べました。すべてが見えている顔と比べて、口が隠されてマスクをしているような状態だと、目立った活動がなくなってしまいました。やはり、口元を専門に認識する顔ニューロンが存在するということです。他の研究でも、目よりも口元に反応するニューロンが人で見つかっています。

**人が顔を見るとき、口はとても重要なパーツです。歯並びやあごの幅も見て、信頼できるかどうか瞬時に決めています。口元はかみ合わせや見た目だけでなく、人として信頼されるかという、他人の無意識の認識の中でも、とても大切だということがわかりました。**

## ❖口元を「作る」必要性

このような脳の仕組みに加えて、文化的にも口元が重要です。**グローバルな視点では、口元を身だしなみの一部として考えている国もあり、積極的に口元を「作る」必要性があると考えられています。**

留学を紹介するサイトで、「日本人は歯並びが悪いのでモテない」と書いてあるのをもし見たら、どんな気持ちになるでしょうか。もっともシビアなのがアメリカです。

アメリカの社会学者であるＳｕｓａｎ Ｓｅｒｅｄ氏は、「**他のどの指標よりも、歯は社会階級を表している**」と言います。アメリカのドラマでプロデューサーは、視聴者が一目見て、社会的な階級がわかるように、貧困層の登場人物の歯をむし歯だらけで崩れた口にすると指摘しています。アメリカは歯科治療が高額なので歯科治療を受けられない人もいて、崩れた口元では、顔に〝負け犬〟と書いてあるようなものという衝撃的な言葉すらあります。

このような背景を知れば、アメリカの大統領や著名人の真っ白できれいな歯は、高額なお金をかけて作っていることがわかると思います。ビジネスでアメリカに行くイギリス人もまた、アメリカ人に馬鹿にされないように、口元を整えるといいます。アメリカ人はきれいな口元を身だしなみの一部と考えているので、口元を整えていないと、それだけで信頼されないからです。

アンケートや研究、アメリカの歯科事情などを紹介してきましたが、無意識レベルで判断されてしまう口元を積極的に「作る」必要性を感じていただけたのではないかと思います。

## 理想的な口元とは（大人も矯正治療をするの？）

### ❖想像以上に海外では口元を重視している

それでは、理想的なスマイルとはどんなものでしょうか。それは、歯の個々の条件と、歯並び・歯ぐき・くちびるとのバランスから決まります。歯の個々の条件とは、大きさ・形・色・正面からの傾きなどです。それに、歯ぐきの健康状態と歯の間の隙間・歯ぐきの形とバランス・歯が並んだライン・笑ったときのくちびると歯の位置関係・スマイルの対称性などです。**美しさは、左右対称性や色・質感の調和で表されます。**

ハリウッドセレブに学ぶ歯の特集記事が掲載されたのが、『VOGUE JAPAN』という雑誌です。「エイジレス美女は口元で決まる」というタイトルで、セレブの口元をニューヨークの歯科医が徹底検証した記事が載りました。「超エイジレスの美しい歯ぐき」「唇×歯の黄金バランス」「セクシーの秘密は前歯⁉　少し垂れ下がった前歯がポイント。この下がり感がちょっぴり気だるい妖艶《ようえん》さを感じさせる理由。犬歯のあたりに多少のガタツキを感じるがパーフェクトに直しすぎないで、抜け感を出している」などなど……。

「何を言っているの⁉」と驚いた方もいると思いますが、これくらい真剣に口元を論じて記事として成立するのかと、私は文化の違いを感じました。憧れのセレブのような口元になりたいと思わないと、こんな特集にはならないと思います。シミやシワを取るということは日本ではかなり一般的になってきたように思いますが、歯はどうでしょうか。

天然の歯や歯ぐきでは変えられるところとそうでないところがありますが、理想的な口元に向けて、矯正治療、被せ物、インプラント、入れ歯などで美しくするのが歯科医院の仕事です。無論、頭の骨とあご、歯の位置関係が重要なことは言うまでもありません。

## ❖矯正は見た目のため？

「アメリカ人は見た目を意識しすぎ！」と思いきや、ある調査で、実はそれだけではないことが明らかになりました。日米で矯正治療へのイメージを聞いたところ、日本では、「面倒・痛い・恥ずかしい・見えるから抵抗がある」といった回答が多いのに対し、**アメリカでは「正しい歯並びは全体的な健康において重要」「美的だけではなく、健康のために大変重要である」「面倒くさいが、長期的に見ると無駄ではない」といった回答**でした。日本では矯正治療を見た目のためと考える傾向があり、アメリカでは健康や心理的な変化に影響するといった視点の回答が多くあったのです。

「歯科矯正が健康のため」と聞いて、ピンとこない方のために説明します。

**矯正治療は歯やあごをバランスのとれた状態に調和させます。かむことや話す機能も改善され、見た目と機能の改善が期待できます。**逆に、悪い歯並びは見た目だけではなく、歯・口・あごをはじめとする体、さらに心に悪い影響を与えます。悪い歯並びを放置するという選択をすると、水面下にあった問題がだんだんあらわになってきて、解決するために対応しないといけない可能性も生じます。

### ❖歯を失いやすい歯並びとは?

あるタイプの歯並びは、歯が長く残らないことがわかっています。それが、前歯がかんでおらず、奥歯だけでかんでいる「開咬《かいこう》」「受け口」、歯並びがデコボコした乱ぐい歯の「叢生《そうせい》」です。

はじめに紹介した8020運動ですが、これに関連して80歳で何本歯が残っているか調べ、そのときのかみ合わせを調査した研究があります。それによると、80歳で20本歯が残っていた人には、奥歯でしかかんでいない人や受け口の人はおらず、乱ぐい歯の人もわずかでした。

かむ力は、男性で70〜80キログラム、女性で60キログラム程度です。その強い力を受け止めるように、体は本来できていますが、かみ合わせが悪いと耐えられなくなります。

歯は横方向の力に弱いため、歯並びが悪いと歯に負担がかかります。特に前から3番目の犬歯は、かみ合わせをコントロールする役割があると考えられていますが、八重歯などで前歯がかんでいなかったり、上の歯の前側に下の歯が重なっていたりすると、過剰な力を受けることになってしまいます。

すると、いろいろな弊害が現れます。あごが痛くなったり、歯が割れたりすることがあります。さらに、**歯がなくなればなくなるほど、残った歯に負担がかかりますから、その悪いかみ合わせの悪循環が続き、歯を次々と失っていきやすいのです。**

もしかすると、むし歯治療のつもりで歯科医院に行ったら矯正を勧められた、という経験がある人がいるかもしれません。「歯医者がお金を取ろうとしている」と、どうか思わないでください。歯をまた使えるように治して、長く持たせることを考えると、歯の生えている角度・残っている歯の長さ・かみ合わせなどの問題で、歯を動かす必要があると思われる場合があるのです。

ある患者さんのケースを紹介します。Uさんは50代の女性です。正面から2番目の歯が完全に横を向いた状態で生えています。隣の犬歯はキツキツで隣に生えているため、歯をきれいに磨けませんでした。横向きの歯は、やはりむし歯になり神経が死んでしまって歯の根の先の骨も少し溶けていたので、治療が必要ということになりました。

神経治療のあと、その歯を被せるときに空間がなくて困るだろうと想定されました。歯が生えてくるときは、歯ぐきの下から時間差で出てくるのですが、被せるときは完成した歯並びの中で、歯の上からになります。すると、隣の犬歯の丸みが狭いスペースの邪魔をして、うまく入る形が作れません。

そこで、「今のままでは被せられない」と話しました。選択肢としては、矯正治療をして被せるためのスペースを作るか、被せ物の精度・形を妥協するかです。

50代になって矯正治療をする、というのは人によっては「えーっ」と思うかもしれませんが、今は大人が矯正するのは珍しくありません。将来的にかみ合わせやむし歯・歯周病の予防を考えると、人生100年時代で遅すぎることはないのです。

ただUさんにとっては、治療費の問題もあったのか、むし歯を治すということ以上は考えられなかったようで、大変残念なのですが、妥協して被せるということで、不安の残る治療内容になりました。

このケースのように、被せ直すときに、歯並びの悪さが直近の問題となる場合もあります。歯はよい歯並びの中でのみ、その形の意味があります。歯並びが崩れると、歯の形も機能とは関係なくなり、邪魔になってしまいます。また、すぐに問題にならなくても、のちのち隠れていたダメージが現れて、歯を失うこともあるのです。

ですから、矯正治療は〝転ばぬ先の杖〟ともいえるかもしれません。もし、矯正治療の提案を受けたら、しっかり説明を聞いて、メリットとデメリットを理解して納得した上で、選択するべきだと思います。

## ❖歯科矯正の実際（マウスピース矯正のメリットとデメリット）

それでは、矯正治療はどのように進められるのでしょうか。ここでは、歯1本のような小さな矯正やあごの骨を手術で動かすような治療ではなく、歯並び全体を治すような一般的な大人向けの歯科矯正について説明します。

「前歯だけを少し治したいので、針金みたいな矯正は大げさだ」と思っても、歯は頭とあごの骨格のバランスの中で考えなければいけません。矯正装置ごとの特徴とその適応となる歯並びがあるので、人によって治療方法が異なります。

口の中に入れる治療装置は、従来からメジャーなマルチブラケット装置と、マウスピース装置の2つに大きく分けられます。

まず、マルチブラケット装置ですが、歯の表面に小さな四角いものをつけて、金属のワイヤーを通します。昔は金属がかなり口元で目立ってしまいましたが、今は白く目立たないものもあります。歯を移動させるために、動かない支えとして小さなインプラントを使うこともあり、治療の幅が広がりました。

一方、マウスピース矯正はアライナー矯正ともいいます。透明なマウスピースを歯の移動とともに数種類を順次使用して、はめながら歯を動かしていきます。最近はCMなどでよく知られていて、関心のある方もいるかもしれません。

**新しい治療方法にもメリットとデメリットがあり、それらを十分理解した上で矯正治療を始めることが大切です。**治療を開始すると、本当に歯が動いていき（当たり前ですが）、元には戻らないため、しっかり確認して考える必要があるからです。

### ●マウスピース型矯正装置のメリット

・薄い透明なマウスピースなので、目立たない
・金属を使わないので、金属アレルギーなどの患者さんでも使える
・マウスピースを自分で取り外せるので、歯磨きを通常どおり、楽にできる

### ●マウスピース型矯正装置のデメリット

・マウスピースを20時間以上はめていないと、歯の移動速度が遅い可能性がある

・治療自体を自分で管理する必要があり、予想どおりに治療が進まない可能性がある
・歯を大きく移動させるのは難しいので、すべての人ができるわけではない
・マルチブラケット装置で修正する必要がある場合もある

マルチブラケット装置もマウスピース装置も、あごの骨や歯の精密検査・診査と診断を受け、メリット・デメリットなどの説明を聞いて、安心して治療がスタートできるとよいと思います。詳しくは、かかりつけ歯科医院や矯正歯科医に確認しましょう。

## 黄ばんだ歯をホワイトニングして老け顔改善

### ❖笑顔に似合う白い歯

歯を白く輝かせ健康的にするには、歯磨きを毎日することが1番なのですが、それでも「もっと笑顔を輝かせたい」とか「歯が黄色くなってきて、口紅が合わない・老けた」と思うことがあると思います。ここからは、ホワイトニングをテーマに進めます。

**アメリカ審美歯科学会がアンケートで笑顔に足りないものを聞いたところ、1番多かった答えが「歯の白さ」でした。**実際、アメリカ審美歯科学会では「あなたの笑顔をパワー

アップするもっとも経済的な方法」としてホワイトニングを勧めています。調査では、矯正治療を受ける患者さんの90％が「歯のホワイトニングもしたい」と答えたそうです。

**日本の調査でも、黄ばんだ歯は人生にマイナスの影響をもたらすことが明らかになりました。**黄ばんだ歯では、笑顔がくすんで見え、男女とも3歳老けて見えるというのです。同じモデルの人で白い歯と黄色い歯の写真を見せると、白い歯の写真で「親しみがわく」「信頼できる」「一緒に仕事をしたい」などという答えが見受けられました。

年を重ねると、歯の色が黄色くなったり、暗くなったりしていきます。その原因は歯の構造にあります。白くて硬い最表層のエナメル質の下は、黄色っぽい色の象牙質です。歯磨きや食事でだんだんエナメル質が削れて、気がつくと、より黄色い象牙質が透けて見えるようになります。また、象牙質は内側からだんだん厚みを増していきます。白が薄くなって黄色が厚くなっていくわけです。

そのほか、飲み物ではコーヒーや紅茶、ワインは歯に着色する代表的なものです。エナメル質にくっつくクロモゲンという色素・着色物質が含まれています。食べ物では、ニンジンやオレンジ、トマト、カレーが挙げられます。タバコやある種の薬、歯の打撲、むし歯や金属の詰め物の周りなども、歯の色が変わってきます。

ホワイトニングをしたくなったら、自分がイメージする白さはどんなものなのか、はっきりさせる必要があります。つまり、本来の歯の色にしたいのか、それとも歯を白色に近づけたいのかということです。漠然と「白いとよいな」と思っていても、どちらの白さを望んでいるのかにより方法が変わるので、注意したいところです。

ただ、人工の詰め物や被せ物の色を変えるには、それ自体をやり変えるしかありません。歯の色をより白くしたい場合は、ホワイトニングをすると人工の歯と天然の歯の色の違いが目立ってしまうこともあります。

特に前歯の詰め物・被せ物を交換する予定の場合は、ホワイトニングをしてからその色に合わせて、詰め物や被せ物を交換することになります。ホワイトニングした後には、天然の歯に色戻りがありますが、今度は人工材料の色に合わせて、ホワイトニングをする、というサイクルを繰り返すことになります。

## ❖ホワイトニングの種類と実際

一口に「ホワイトニング」といっても、いろいろなホワイトニングが存在しています。**ホワイトニングは、本来の歯の色か、それよりもっと白くしたいのかどうかで方法が異なります。**本来の歯の色にしたいのでしたら簡単です。

ホワイトニングをうたった歯磨き粉や、歯科医院でのクリーニングで、歯の表面についた着色を取ることができます。簡単にいうと〝汚れ取り〟です。歯の表面がザラザラですと、着色がつきやすい状態なので、歯の表面を少し研磨することになります。

自然な歯の色よりも、もっと全体を白くしたいということなら、薬剤を使います。神経が死んでしまった歯と健康な歯では少し方法が違うので、ここでは健康な歯のホワイトニングについて説明します。

薬剤には、過酸化水素・過酸化尿素という漂白剤（1種類か2種類）が入っていて、エナメル質の中に入り込んだ着色物質を壊し、細かくします。すると、着色の密度が薄くなり、歯が明るく見えるようになります。漂白の効果が高い薬剤は歯科医院でしか使えない、1番確実な方法です。

また、歯科医院に行ったその日に行うオフィスホワイトニングと、歯科医院で受け取ったキットを持ち帰り、じっくり行うホームホワイトニングがあります。2つを組み合わせて行うホワイトニングは、より効果が高いといわれています。

ただ、「歯を白くしたい」といっても、どのくらい白くしたいのか、あらかじめよく歯科医と話し合って、同じ認識にしておく必要があります。そのために、コンサルテーションが重要です。現在の色を、歯の色見本と一緒に写真を撮って記録すると、お口の中の歯の色は全部一緒ではないことに気づくと思います。色見本を歯と合わせながら、目標にする色を話し合います。

ここで、白くなりにくい歯について説明します。若い人と比べると、中高年の人は歯が白くなりにくいのです。これは、薬の効く有機質が少ないためといわれています。ただ、それでも歯が白くなると、若々しく見えます。黒や青の色味は白くするのが難しいのですが、少し色が薄くなるだけでも印象が変わるので、あきらめずに相談してください。

ホワイトニングの副作用として1番多いのは、知覚過敏です。薬液がエナメル質から象牙質に入るときに歯の神経を刺激することで起こります。ほとんどの場合、一時的なものです。治療を延期して、おさまったら再開します。ホワイトニングの薬剤の使い過ぎは、エナメル質や歯ぐきを傷める可能性があるので、歯科医の指示に従いましょう。

## ❖白い歯に合うのは、若々しいピンクの歯ぐき

「笑顔にはきれいな歯並びと白い歯が素敵」という話のあとは、歯ぐきの話です。『ＶＯＧＵＥ　ＪＡＰＡＮ』の特集記事を紹介しましたが、**白い歯には、ピンクの若々しい歯ぐきとのコンビネーションが大切です**。歯が白くても口に（赤）黒っぽい部分があると、影のように見えてしまい、口元のトータルな美しさが台無しになってしまいます。

歯ぐきの見た目まで気にしたことがない人が多いかもしれませんが、ぜひ鏡であらため

て歯ぐきを観察してみてください。口元が黒っぽく見える原因は、歯ぐきとその周りの〝色〟と〝やせ〟です。

歯ぐき自体が黒いのは、沈着によるものです。メラニンやヘモグロビンの一種などの過剰な色素沈着によって、歯ぐきに茶色や薄茶色の斑点《はんてん》ができます。タバコによって引き起こされることもあります。また、〝メタルタトゥー〟といわれますが、被せ物の材料の金属が溶け出して歯ぐきに沈着して黒くなることもよくあります。

歯ぐきまわりが黒いせいで「歯ぐきが黒い」と勘違いする可能性もあります。実際は歯ぐきではなく歯の根っこの部分が黒く見えている場合です。普通歯の根っこは歯ぐきに覆われていますが、歯ぐきが歯周病などで下がると、根っこが露出してきます。

エナメル質の白さと比べると歯の根っこは暗い色をしていますし、露出した根っこの部分がむし歯になっていると黒く見えてしまいます。または、歯ぐきが下がったことで、被せ物の金属が見えている場合も「歯ぐきが黒い」と感じられるかもしれません。

歯周病で歯ぐきが腫れて、色がピンクではなく、赤黒いという場合もあります。歯科関係者が見ると、腫れていると思う真っ赤な歯ぐきでも、本人は気づいていないことはよくあります。普段から健康なピンクの歯ぐきを見慣れておかないと、やはり気づかないものです。充血した歯ぐきの周りには、たくさんのプラークが決まって存在します。

最後は〝ブラックトライアングル〟です。上の前歯ですと、逆三角の黒いスペースがあるかもしれません。これをブラックトライアングルと呼びます。これは、歯ぐきが黒いわけではなく、口の暗さが見えている状態です。歯と歯の間は、歯ぐきで埋められていますが、加齢とともに少しずつ歯ぐきが下がり、歯間ブラシが入る空間ができます。また歯周病や自己流の間違った歯磨きではその変化が大きく起こります。歯と歯の間のピンクがなくなると、歯と歯の隙間が目立ってしまうので、普段からの正しいケアが必要です。

以上のような、黒く見える原因に応じた治療（レーザーやむし歯・歯周病の治療、被せ直しなど）を行い、白い歯が〝映える〟若々しいピンクの歯ぐきを手に入れてください。

## 口元をキレイにすると起こるポジティブな変化

### ❖自然と笑顔が生まれてくる

矯正やホワイトニングをして、口元がきれいになると、自分の歯に関心を持つようになります。歯科医院に定期的に通ってメンテナンスをするようになったり、食べ物や生活習慣に気をつけたり、と歯に対して前向きな気持ちが出てくるようになるでしょう。

**口元をきれいに（治療）すること、オーラルケア意識を高く持つこと、幸福感を持つこ**

**とは、深い関係があります。**

このようなポジティブな感情の変化は、多くの研究で報告されています。自己肯定感やそれに伴う行動の変化、精神的な疾患や人間関係の改善などです。

難しいことは置いておいても、口元がきれいになると、誰でも鏡に向かって微笑みたくなるものです。その満足感が生活の質を上げ、微笑んでいる人には、自然に人が集まってくるという好循環が生まれるのです。

ポジティブ心理学の牽引役《けんいんやく》であるバーバラ・フレデリクソン博士は、考え方がポジティブであると、人生がどう変わっていくかを研究しています。ポジティブ感情がどんどん経験や知識、人間関係を広げていき、未来をよいものに変えるということです。

例えば、ヨガを新しく始めて、最初のレッスンが楽しかったとします。すると、そのときのインストラクター・仲間やヨガスタジオ・ヨガマット・ヨガウェアなどが、次のレッスンへの行動を促すのです。このように、行動が次々とつながって広がっていくと、健康（ヨガ）のための行動が増えて、健康になっていきます。ポジティブ感情は、免疫機能を高めたり、血圧や脈拍などを落ち着かせる効果が認められたりと、体の機能にも関係あることがわかってきました。

ポジティブ感情は寿命だけでなく、年収にも関係あるという研究もされています。大学入学時に陽気な人だったかどうかが、約20年後の年収に影響していたことがわかりました。つまり、陽気な人は年収が高くなる傾向があり、仕事に幸福感を感じやすくなり、失業しにくいということが報告されたのです。

最近「レジリエンス」という言葉をよく聞きます。簡単にいうと〝心のしなやかさ〟です。レジリエンスがあると、日々のポジティブ感情が逆境に強い心を作り、対処できるようになり、その経験がさらにポジティブ感情を作るというように、どんどんよい方向に行きます。レジリエンスを保ったり、長期的な幸福感（ウェルビーイング）を持ったりすることも、ポジティブ感情があってこそです。

## ❖オーラルケアをする人は幸福感を持っている⁉

あるアンケートの結果では、歯が白い人は歯が黄ばんだ人よりも、オーラルケアの実践度が高く、フロスや歯間ブラシなどのいろいろなオーラルケアグッズを使ったり、歯科医院に定期的に通ったりと、差があることがわかりました。

次に、オーラルケア意識と生活満足度の関係を調べた興味深い研究を紹介します。

40〜79歳の男女１２００名に「歯の健康に満足しているか」と聞いたところ、全体の42％が「自分の歯の健康状態を満足」と感じていました。

ただ、年齢別で見ると、男女ともに50代で満足度がもっとも低下していました。「一般的に口のトラブルは40～50代で顕在化しはじめ、高齢になるに従い増加する。若干ではあるが高齢者のほうが歯の健康に対する満足度が高いのは『この年齢であるならば』といった『あきらめ』が存在するものと推察する」と論文では考察しています。

そして、オーラルケアと満足度についてもアンケートを分析しました。デンタルフロスや歯間ブラシ、部分用歯ブラシ（タフトブラシ）を使うオーラルケア意識の高い人は、低い人と比べて、歯の健康感、体の健康感、生活の満足度、共に高いことがわかりました。

注目すべきは、歯に不調があってもオーラルケアに注力する人は、歯に不調がない人と生活満足度が同じだったという点です。つまり、歯の調子にかかわらず、オーラルケアをすると幸福感を持てるということになります。

オーラルケア意識が高い人は、「人とのつながりが深く、コミュニケーションを大切にする」という項目をアンケートで選びました。オーラルケア意識を向上させること自体が生活スタイルを改善し、生活満足度につながるという仮説が成り立つかもしれないと、論文では最後に結んでいます。

確かにこれは仮説ですが、今まで述べてきたように、口元をきれいに（治療）すること、オーラルケア意識を高く持つこと、幸福感を持つことは、やはり深い関係があるのではないでしょうか。

それでは、いよいよメンテ9からは、実践的なオーラルケアについて解説していきます。

# 第5章

# 世界レベルのお口メンテで毎日アンチエイジング

いよいよ、お口メンテの集大成として、どんなことをすればよいのか、何に気をつければよいのかを解説します。

「歯ブラシを使っていつも歯磨きしているのに、どうしてむし歯や歯周病になるのか」

疑問に思ったことはないでしょうか。もし「自分の歯は弱い」と思っているのなら、まだそう決めるのは早いです。なぜなら、まだたくさんやれることがあるからです。

特に日本のオーラルケア（むし歯や歯周病予防のために口の中を清潔に保つこと）は世界と比較するとあまいように感じます。そのため、メンテ9では世界基準のオーラルケアを紹介し、メンテ10では生活の中で口の健康を守る方法をお伝えします。

正しい知識と技術があれば、お口の健康をずっと保つことができます。難しいことはありませんので、何が今まで足りなかったのかをイメージしながらお読みください。

メンテ 09

# 歯ブラシだけでは足りない！世界基準のオーラルケア

## 歯磨きを「歯ブラシだけで手軽に済ませている」のは日本人だけ

### ❖「念入りに」という欧米と「手軽に」という日本

ドラッグストアなどでオーラルケアグッズの売り場に行くと、驚くほどたくさんの種類の歯ブラシが置いてあります。歯ブラシの形、ブラシの毛の植え方、ヘッドの大きさなどさまざまな工夫がされていて、所狭しと並んでいます。CMを見ても、歯ブラシや歯磨き粉への関心は比較的高いと思います。患者さんから、「どんな歯ブラシがお勧めですか？」と聞かれることもよくあります。

しかし、対照的に歯の間の掃除グッズ（歯間清掃具と言い、フロスや歯間ブラシなどのこと）はどうでしょうか。売り場で取り扱っている種類は少ないです。また、私は歯間清掃具について質問を受けた覚えもありません。

そもそも、歯の間の掃除をしている人は、日本ではかなり少ないことがいろいろな調査でわかっています。その中の1つ、ライオン株式会社が2014年に行った、日本・アメリカ・スウェーデンの3カ国のオーラルケアに関する調査を紹介します。

どんなオーラルケアグッズを使っているかというアンケートでは、欧米2カ国でフロスの使用率が50％を超え、「他のアイテム（オーラルリンスなど）と組み合わせて念入りにケアをしたい」という人が7割でした。ところが日本ではフロスの使用率が20％弱と少数派で、5割の人が「どちらかというと手軽に済ませたい」と回答しました。「念入りに」という欧米と「手軽に」という日本。オーラルケアに対する、大きな意識の差が表れています。

**〝世界基準のオーラルケア〟とは、複数のオーラルケアグッズを使ってプラークを取り、増殖した細菌を減らしてリセットすることです。日本人はオーラルケアグッズへのこだわり、お金をかける意識や実際の額が低いことが調査でわかりました。**オーラルケアグッズに年間で使うお金は日本では欧米2カ国の6割の約5000円だったそうです。

また、歯科医での定期検診の受診回数では、欧米2カ国では年に1・2回が半数を超えているのに対し、日本は受けていない人が最多で半数でした。これは1つの調査の結果にすぎませんが、やはり日本は歯への意識が低いという傾向を如実に表していると思います。ちなみに海外では、フロスの自動販売機がトイレにあるほど、フロスは身近なオーラルケアグッズです。

## ❖日本でオーラルケアの意識が育たない理由

日本でオーラルケアへの意識が低いのは、歯の健康教育をほとんど受けていないこと、歯の大切さをあまりわかっていないことが影響していると私は考えています。

昔、小中学校の授業で歯の磨き方を習って、歯ブラシを持ち帰った記憶がある方もいるかもしれません。しかし、フロスの使い方を学校で習った方はいるでしょうか。

WHOは「デンマークでは、年齢ごとのオーラルケアのポイントや理解度を考慮した継続的な歯科教育を国を挙げて行っている」と、2005年の時点で紹介しているのですが、残念ながら日本では、このような国による取り組みは始まってすらいません。

実際、歯の病気のツートップともいえる「むし歯」と「歯周病」について、「聞いたことはあるけれど、違いがよくわからない」という人が56%と実に多いのです。歯周病のケアの仕方を知らないと答えた人も、全体の8割を超えました。

日本人の歯への意識が低い理由でもう1つ考えられるのは、健康保険での歯の治療が安価であることです。海外生活や旅行で歯科治療を受けたことがある人は知っていると思うのですが、日本の10倍くらい治療費が高い国もあります。治療費が高いと、お金がかからないように、当然歯の予防に熱心になります。また、歯がステイタスを表すことも関係しているようです。

**日本では、口の健康作りのための教育の仕組みそのものが欧米から20年は遅れています。**

ですから一般の方々のオーラルケアへの意識が上がっていくのは、さらに時間がかかると思います。デンマークのような取り組みを日本の教育現場で実現させるのが私の夢です。

**〝世界基準のオーラルケア〟とは「複数のオーラルケアグッズを使うこと」**と定義して、どんなオーラルケアグッズを使えばよいのか、これから私が使ってほしいものを紹介します。ただし、口の状況によっても変わりますので、あなたにとって最適なものは、かかりつけ医に相談して見つけてください。

# 使うべきオーラルケア用品5選と究極の歯磨き法

## ❖ ①「染め出し液」でプラークを見える化する

むし歯予防には歯磨きが欠かせません。ところが、きちんと歯磨きをしていたつもりでも磨き残しが多いと、プラークが原因でむし歯になりやすくなります。歯磨きは、このプラークを残さない・プラークを取り除くために行っていると思ってください。

プラーク1mgで1、2億個もの細菌がいると言われています。願わくばこの細菌の塊《かたまり》をごっそり取り除きたいのですが、そう簡単ではありません。プラークは白いので、歯と区別がつかないからです。

診療していると、1番磨きやすい上の前歯でさえ、プラークがついている人がいます。広い平面の部分もそうですし、歯と歯ぐきの境にもついています。そうすると、歯磨きのときに歯についているプラークを見ていないなと思うわけです。

ですから、絶対に使っていただきたいアイテムは、「染め出し液」です。**プラークは白いので、染め出し液を使うことによってプラークがわかりやすく染まります。「見える化」して、しっかり目標を見ながら磨くことができます。**

「ああ、小学校でやった赤いやつね」と思い当たる方も多いでしょう。私は、遠き日（！）の小学校だけではなく、毎週やるべき、できれば毎日やってほしいと思っています。そうすれば、歯磨きは「歯をこする」ものから、「（染まった赤い）ヌメヌメを取る」というふうに〝見える化〟されます。

染め出し液は、液体タイプ・タブレットタイプ・綿棒タイプなど、いろいろなタイプが出ています。また、色も1色のものと、古いプラークと新しいプラークを2色で染め分けるタイプがあります。ご自身にあった使いやすいものを見つけて、磨けていなかった部分を「見える化」して、歯磨きに臨んでください。プラークが残っていると、やがてむし歯や歯周病になっていきます。

予防歯科先進国のスウェーデンでは、口のメンテナンスをしに、かかりつけの歯科衛生士のもとを訪れます。その際に、毎回必ず染め出し液を使うことを徹底しています。染め出し液で細菌を残してしまっているところを「見える化」して、歯科衛生士と本人とで確認し、歯磨きのやり方を点検します。

磨き残しやすい場所を「リスク部位」と言います。自分のリスク部位がどこなのか、わかっているか否かで、その場所の歯がなくなってしまうかどうかが変わってきます。染め出し液は、もっとも基本的でモチベーションを維持するために重要なグッズだということを強調したいと思います。

### ❖②「フロス」と③「歯間ブラシ」を使って歯と歯の間を毎日掃除！

「フロス」は糸ようじのことです。歯と歯の間を掃除するのに大切な道具です。「歯磨き」といえば、「歯ブラシで1日3回歯磨きをしています」と答える人が多いのですが、**実は歯ブラシだけでは6割しかプラークが取れていません。歯ブラシとフロスや歯間ブラシを使うと8割以上となります。**歯ブラシだけの歯磨きは、足りない状態なのです。「あなたは口紅を6割しか塗りませんか？（そんなことありませんよね）。歯も6割でよいんですか？ フロスをしましょう」というスウェーデンのメーカーのCMがあります。それくらい、歯と歯の間の掃除は大切です。

よく、フロスと歯間ブラシを間違えている人がいます。どちらも歯と歯の間を掃除するものですが、歯と歯の接触がどのくらいか、歯ぐきがどのくらい下がっているかによって使うべき道具が変わります。

フロスは歯と歯の間を上から通す糸なので、歯と歯の間の接触点のまわりの掃除に適しています。歯間ブラシは歯と歯の間を横から通すブラシで、歯ぐきが少し下がった広めの面を掃除します。歯によっては、くぼんでいるなどカーブがあるため、フロスでは届かな

図9

フロス（左）と歯間ブラシ（右）

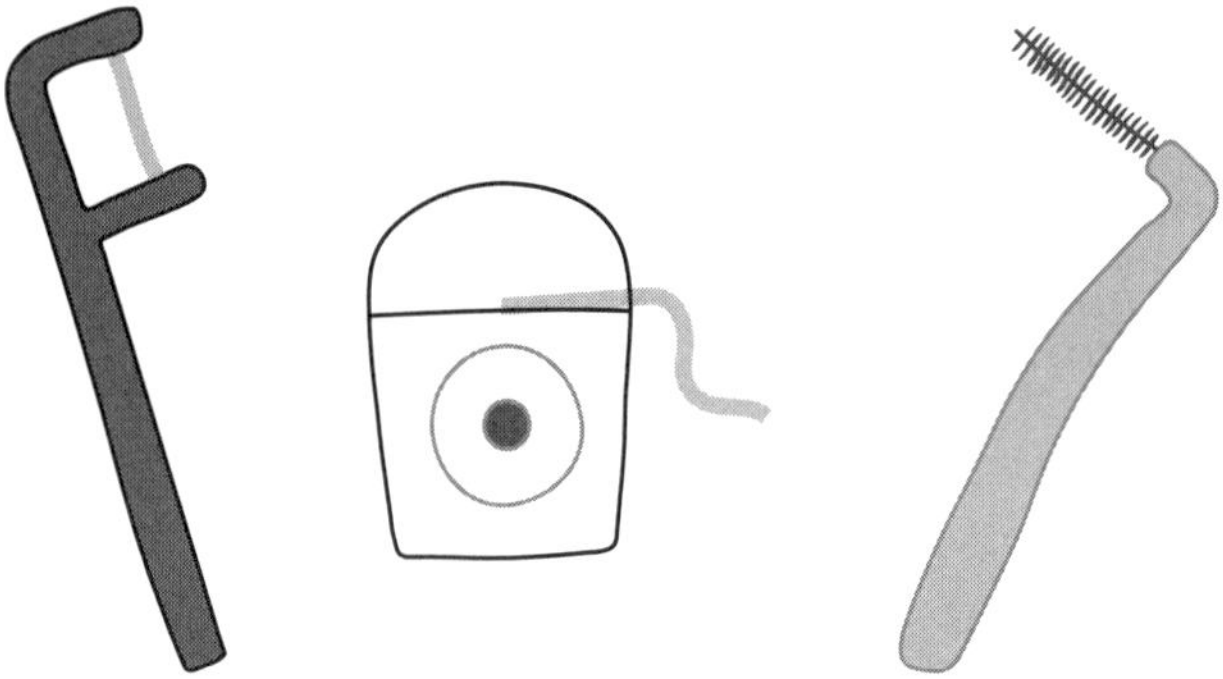

い面の掃除ができます。また、もっと歯ぐきが下がって、根っこの股《また》の部分（根分岐部）が露出している場合も必須です（図9）。

詳細は、歯科医院で相談してください。選び方や使い方を習わずに使用すると、むし歯や歯周病になったり、歯ぐきを傷つけるか下げてしまったりしますので、注意しましょう。

歯の間の掃除の話をすると、「40代から使ったほうがよいやつですよね？」と聞かれることがあるのですが（おそらく歯間ブラシのことです）、歯と歯の間の掃除はもっと前から絶対に必要です。

アメリカ歯科医師会では「子どもの歯と歯が接触したらフロスを使いましょう」と推奨しているくらいですから、歯と歯の間を40代から初めて掃除するというのは、世界レベルのオーラルケアとしては、遅いと言わざるをえません。

それでも気づいたときに始めてほしいと思います。日本では「フロスを、できれば使いましょう」という柔らかな勧め方なので、スルーしてしまった方もいるでしょう。フロスなどを使って、歯の間をきれいにすることは不可欠だと、2016年アメリカの保健福祉省もステートメントを発表していて、ハーバード大学医学部のブログで「100歳以上の長寿になる秘訣」の中にフロスのことが書かれています。

「フロスと歯ブラシを使い、定期的に歯科医院を受診する：口の中が汚いと、痛みがあったり低栄養になったりする可能性だけでなく、心筋梗塞や脳梗塞のリスクが高まる」と、世界のハーバード大医学部のブログに「フロスと歯ブラシ」と、フロスが先に書かれていることに驚きます。日本では歯ブラシのほうが絶対的に重きを置かれていますがフロスが先なのです。また、「心筋梗塞や脳梗塞のリスクが高まる」というのは、メンテ1でも説明しました。

そして衝撃的な研究があるので紹介します。レモネードスタディと呼ばれる研究です。10年間にわたり2万1272名の日本の歯科医師を追跡した、とても貴重なデータです。その中で歯と歯の間の掃除と死亡率の関係についても調べられました。

すると「**週5以上、歯と歯の間の掃除をしている人は、ほとんど使用しない人に比べると、約25%死亡リスクが下がる**」ことがわかったのです。フロスや歯間ブラシが、死亡リスクと関係あると誰が考えたでしょうか。研究グループは、どのような病気の死亡リスクが歯と歯の間の掃除に関連しているのか、詳細を調べる必要があるとしています。

「歯ブラシしか使わない」状態から、フロスや歯間ブラシを当たり前に使う習慣をつける人を増やしていくために、私が認定申請をし、一般社団法人日本記念日協会により記念日が制定された日があります。その名も「フロスを通して歯と口の健康を考える日」です。フロスの語呂合わせで2月6日になります。この日はあらためて歯の間の掃除の習慣を見直してほしいと思う次第です。

「そんなにしなきゃダメなの?」と、もし思っている人がいれば、びっくりすると思うのですが、予防歯科先進国はやっぱり違うなと思う言葉があります。

「**一人一人がそれぞれ違うように、歯もそれぞれ違い、歯の間もそれぞれ違う。だから、それぞれの形態や年齢、オーラルケアの能力によって1番適切なものを選ぶべき**」

この言葉を、スイスのオーラルケア関連商品メーカー(クラプロックス)のホームページで見つけました。

「歯の間ごとに!」まさに、そのとおりです。歯はそれぞれ違う形、カーブを持ち、隣の歯との位置関係も、口の中では全部違うわけです。この複雑な歯の並びを、全部歯ブラシでなぞることができないのは当たり前です。

歯は単純な箱型の連続ではありません。形が複雑であるからこそ、歯ブラシだけでなく、歯と歯の間を掃除する道具など複数の種類のオーラルケアグッズを使って、きれいにしなければいけないのです。

### ④「タフトブラシ」は、毛先の形がポイント

タフトブラシと聞いてピンときたら、オーラルケアに熱心な方だと思います。タフトブラシとは、ブラシ部分が大人の小指より小さいピンポイントの歯ブラシのことです。これも、ぜひ使っていただきたいグッズの1つです。

私の場合、この歯ブラシと出会うまでは、完璧な歯磨きをあきらめていました。というのも、私は自分の歯磨きスキルに限界を感じていたのです。どの患者さんも磨きづらいところを意識して自分で磨いてみても、やはり磨き残していることに、ある日気づきました。うっすらとプラークが付いているのです。

そこで、私は「普通の歯ブラシでいくら頑張っても、無理なんだ」という結論に達しました。それから、もっと簡単に効果的に磨ける歯ブラシはなんなのか、ということを探し

図10

**背の低い親知らずや奥歯の後ろまで磨ける**

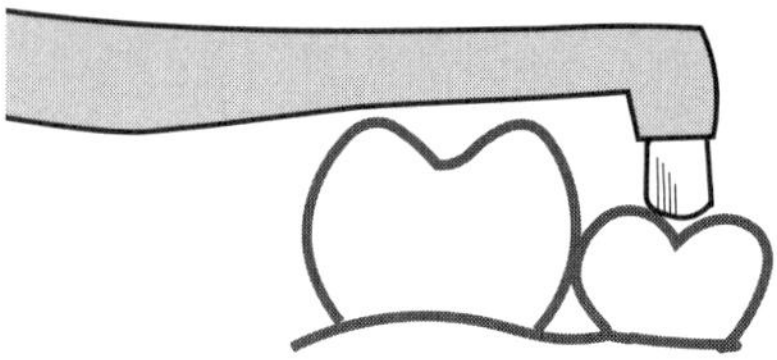

ました。そこで目にとまったのが、このようなタフトブラシです（図10）。

先端の形に注目してください。普段よく見かけるものは、先が三角にとがっているのですが、このドーム形の毛先がポイントです。三角の毛先だと、歯間ブラシのように歯の間を磨くための形です。**ドーム形の毛先ですと、歯の間も磨けますし、よく磨き残しやすい歯と歯ぐきの境目を効果的に掃除することができます。**

歯ぐきの境目にほとんど力を入れずにあてると、毛先が扇《おうぎ》のように広がった形になります。この形が、歯ぐきと歯の境目のラインにぴったりとカーブが合うので、意識しなくてもプラークを落とすことができます。

細かいところを磨くのは、タフトブラシで

なければできないと思っているので、私が主宰する「こどもはいしゃアカデミー」というプログラムでも使っています。このプログラムは、保育園で毎月オーラルケアとエデュケーションを行うものですが、仕上げ磨きにタフトブラシを使うと毛先が歯ぐきの際《きわ》に、ピチッとあたってきれいになりますし、小回りがきいて使いやすいのです。保護者の方にも大変好評です。

## ❖〝万能〟歯ブラシ、タフトブラシを使った「究極の歯磨き法」

タフトブラシは、奥歯の奥側の面、親知らずや矯正中の歯、インプラントやブリッジの周り、入れ歯の金具をひっかける歯、生えかけの大人の歯などの仕上げ磨きにも、とても適しています。まさに、磨きにくいところを磨くことができる〝万能〟歯ブラシです。

この万能歯ブラシを使った「究極の歯磨き法」は、先ほど述べたスイスのメーカーにありました。それは、この**先がドーム状になったタフトブラシですべての歯を磨く方法です。ブラシを歯に軽くあて、扇形に軽く広げた形で小さな円を描くようにします。**普通の形の歯ブラシを使わず、タフトブラシですべての歯の面を磨いていくのです（図11）。

ひたすら、歯のカーブした面や赤い歯ぐきと白い歯の間を、ブラシを扇形に軽く広げた形で、1つの歯の面あたり5回クルクル、小さな円を描くようにします。次は、歯の間を

図11

## 究極の歯磨き法

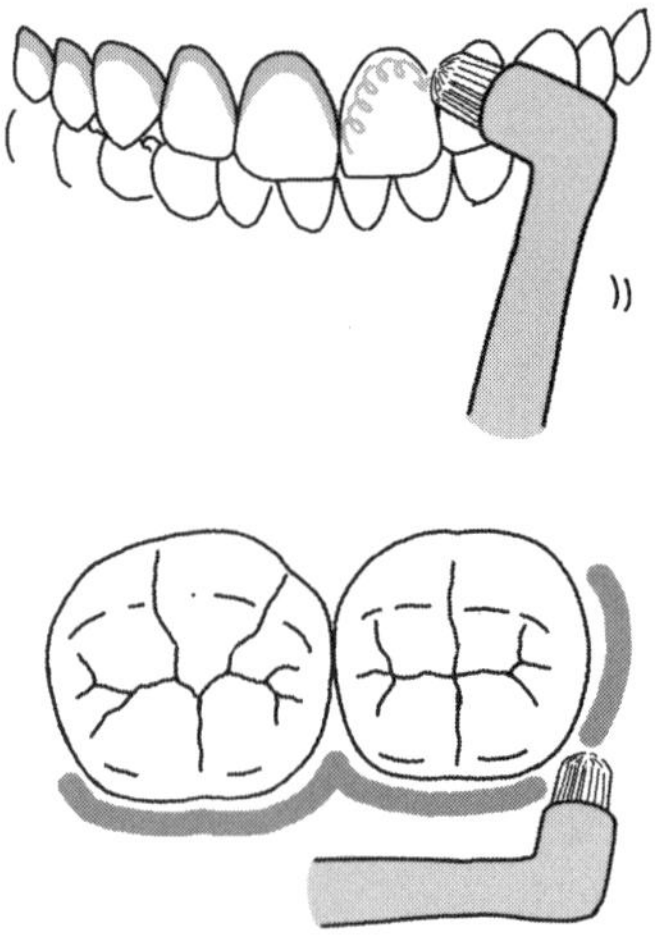
歯の表面は
「い」の口で
かみ合わせて磨く
かむ面と内側は
「あ」の口で磨く

5回クルクル。また、歯の面を5回クルクルして、歯の間を5回クルクル。

　これを、歯の表から裏へ、上と下、そして最後はかむ面をクルクルしていきます。上の前歯や奥歯などの大きい歯では、歯の面をクルクルすることも大事ですが、それ以外の歯では、歯の間のほうをクルクルすることをより意識します。

　このときに大事なのは、磨いている歯をよく見ることです。テレビを見ながらとか、お風呂に入りながらとか、歯ブラシをするという人がいますが、私は推奨しません。

　プラークをしっかり落とすためには、磨いているところを見るべきだと思うからです。車の運転で、目をつむって運転する人はいませんね。それと一緒で、しっかり見ないと歯ブラシがあらぬ方向に行ってしまうからです。それでは、この歯ブラシを使っている意味がありません。

表側を磨くときは、「いー」の口をして、口角をひき、歯ぐきと歯の境が見えないときは、利き手ではない手で、くちびるをよけてください。裏側を磨くときは「あー」の口をして、奥の奥、「ここから前が歯」というところを確認して磨くようにしてください。

上下の最後の歯の裏側など、磨きづらいところから始めると、集中力がなくなる前に、難しいところを磨けます。一筆書きのように、飛ばさずに順番に磨いていきます。

夜の歯磨きは集中して、しっかりプラークを落とすことを習慣にしましょう。「磨く」のではありません。「細菌を減らしてリセットする」ためです。「今日増殖した細菌を根こそぎ落とす！」という気持ちで、臨んでほしいのです。ただし、力むのは禁物です。歯ぐきが傷ついたり、下がったりしますので、歯に押しつけないように注意しましょう。

## ❖⑤ＷＨＯも推奨する「フッ素」

さて、ここで歯科医師国家試験の問題を見てみましょう。

**Ｑ**：もっとも効果的なむし歯予防法は何か。⑴フッ化物、⑵毎日の歯磨き、⑶甘味制限、⑷規則正しい生活、⑸クロルヘキシジンのうがい

A：(1)のフッ化物です。

〝効果的な〟つまり〝科学的なむし歯予防〟と問われたら、まずフッ素（フッ化物）です。60年以上前からフッ素は1番、科学的裏づけが強いとされています。**WHOの論文では「フッ素の濃度は1000ppmF以上で初めて効果がある」と書かれています。**1000以上で濃度比例的にむし歯予防効果が認められます。

実は日本では、国際基準のフッ素の濃度の歯磨き粉が認められたのは2017年のことでした。その濃度は1500ppmFです。海外では、5000ppmFという、高濃度で処方が必要な歯磨き粉もあるほど、フッ素はむし歯予防に欠かせません。

日本と海外でのフッ素の使い方の基準は違いますが、WHOでは（2021年発表のものでも）、どの年代も（3歳より小さければ米粒程度の量で）フッ素の濃度が1000〜1500ppmFの歯磨き粉で1日2回歯磨きをすることを推奨しています。

海外に行くと甘過ぎて食べられないお菓子があるように、日本人の砂糖の1日の摂取量は欧米に比べると少ないのですが、むし歯が多いのです。各国のむし歯の数を比較した研究では、フッ素の使用が少ないからだろうと推測されていました。

フッ素の使用法としては歯磨き粉・ジェルの他に、洗口液（マウスウォッシュ）があります（海外では、錠剤やフッ素入りのミルクもあります）。濃度が調整された製品もありますし、学校現場などで調整して集団で使うものもあり、予防効果を上げています。

**フッ素を使ったうがいと歯科保健教育を学校で続けている新潟県では、12歳平均むし歯数の少なさが21年連続日本一となっています。**50年前に始まった新潟県を見習ってフッ素を使ったうがいを導入している県も、むし歯の数が減ってきています。

フッ素は体に必要な〝必須微量元素〟で、海水をはじめとして自然界には多く存在しています。特に食塩、魚介類と緑茶に多く含まれています。

東京医科歯科大学の相田教授らは「緑茶を飲んでいる高齢者は飲んでいない高齢者に比べて平均の歯の残存数が1・6本多い」という研究を発表しています。緑茶に含まれる成分であるフッ素がむし歯の予防効果を発揮（カテキンの殺菌効果は歯周病の予防）したのではないかと考察しています。

緑茶は抽出液であり、一方茶葉を粉末にしてそのまま飲む抹茶は、より高い濃度のフッ素が含まれています。このように身近な食品に含まれているフッ素ですが、誤解が多くなかなか一般的な共通認識が広がらないのがとても残念です。

## フッ素の効果を最大限活かす！　スウェーデンの「2×4」

買った歯磨き粉にたまたまフッ素が入っていたり、フッ素がよさそうだからと選んだりしても、使い方を知らないともったいないので、重要なポイントを説明します。

むし歯を予防するフッ素の使い方にはコツがあります。実は、フッ素を使うときも「口を休ませること」が大切です。まず押さえておきたいのが「フッ素は歯に塗る薬」であるということです。つまり、フッ素を口の中できかせたいので、フッ素を口の中に長い時間残すために、歯磨きの後「口を休ませること」がポイントなのです。

フッ素入りの歯磨きやジェルを使うときに、口がすっきりしてしまうまでゆすいでしまうと、フッ素が口からなくなってしまいます。また、歯磨きのすぐあとに、水やお茶を飲んでも、フッ素がなくなってしまいます。

そこでフッ素の力を最大限に生かす歯磨きの方法を紹介します。〝イエテボリ法〟というフッ素歯磨きの効果的な使い方になります。これは、予防歯科先進国であるスウェーデンのイエテボリ大学の研究で、むし歯の多いサウジアラビアで行われた方法です。

今までに7本以上むし歯になっている人たちを対象に、「とある歯磨き方法」を教えて2年後にむし歯が増えているか否かを調査しました。対象の106人を2つのグループに分けました。片方のグループに「とある歯磨き方法」を教えて、高濃度フッ素1450ppmの歯磨き粉を渡しました。もう1つのグループには同じ歯磨き粉を渡して、特に磨き方は指示しませんでした。両方のグループとも、2年間、6カ月に1回はクリニックに来てもらって、レントゲンを含めた検診と、歯の磨き方の指導をしました。歯磨き粉の使い方については、「とある歯磨き方法」を教えたグループには、やり方が自己流にならないように指導することも行いました。

その結果、「とある歯磨き方法」で磨いたグループでは、歯と歯の間で、治療後の材料と接する二次むし歯が抑えられていることがわかりました。このグループは2年間でむし歯になった数は1人当たり平均1・15本でしたが、普通の歯磨きをしていたグループは3・37本でした。結論として、その歯磨き方法は歯と歯の間でのむし歯の発生・進行を抑える効果がありました。

その「とある歯磨き法」ですが、覚え方は「2」が4つです。

**歯磨きは1日2回、2センチの量の歯磨き粉を使って2分間磨く。歯磨きしたら、ゆすがないで吐き出すだけ。そして、歯磨き後は2時間飲食を我慢する**ということです。

大事な「2」が4つのポイントとして出てきましたね。2時間飲食を我慢するのは、フッ素を口に残して効かせるためなのです。ジャリジャリが気になる人は、おちょこ1杯程度の水だけでゆすぐのでも可です（少しフッ素濃度は落ちます）。先に普通に歯磨きしておいて、2回目にフッ素の歯磨き粉を使うのでもよいです。また、フッ素ジェルは研磨剤が入っていないのでジャリジャリ感がなく、吐き出すだけで我慢できるかと思いますので、こちらをお勧めします（これのみだと、コーヒーや紅茶を飲む人は着色しやすくなる場合もあります）。

**「フッ素入り歯磨き粉は歯を磨くものではなく、歯に塗る薬である」ということをぜひ覚えてください。そのうえで「フッ素を効かせる・口を休ませる時間」を意識しましょう。**

1日2回の歯磨きのうち1回は就寝前がよいというのも、口を休ませる時間が長く、フッ素を効かせたい・唾液が減る時間帯に細菌を増やしたくないという理由があるからです。

# 実践！　1日のお口メンテの流れ

## ❖ 毎日していただきたい標準的なオーラルケア

それでは、今までに登場したオーラルケアグッズをどのようなタイミングで使うのか、1日の標準的なオーラルケア・メニューを組み立ててみましょう。

**【起床後】**

舌ブラシ（夜でもよい／週に3回程度）

**【朝食後】**

①高濃度フッ素入り歯磨き粉・普通の歯ブラシを使って歯磨き（うがいをしないか、1回まで）

②歯磨き後は少なくとも1時間、理想的には2時間飲食しない。その後は水かお茶など。

**【昼食後】**（歯磨きを省くなら昼。できればする）

朝食後と同じ。フッ素を使うならマウスウォッシュの使用は、30分から1時間程度あける。「3時のおやつ（休憩）」まで、水かお茶で我慢。

**【おやつ】**

ジュースや間食をとってもよい。終わったら、食べたときはできれば歯磨きする。水でゆすぐのは必須。その後は、水かお茶。間食はできれば1回で。

【就寝前】

①染め出し液で磨くべきところを「見える化」

②フロスや歯間ブラシで歯の間を掃除

③何もつけずにタフトブラシで「究極の歯磨き法」にて鏡を見ながら1本ずつ磨いていく（上の奥から一筆書きのように裏側・表側・かむ面と進めたら、下へ）

④1度うがいをした後、赤などに染まっているところが残っていないか確認

⑤残っているところを歯間ブラシやタフトブラシで再度磨いて、うがい

⑥普通の歯ブラシに2センチほどフッ素ジェルをつけ、上下の歯の表・裏・かむ面にぬる

⑦うがいしないで、吐き出す（マウスピースをつける場合はすぐにつける）

⑧この後は飲食せずに就眠

いかがでしょうか。ポイントは、フッ素は塗る薬なので口の中に残すことと、夜に重点的に口の環境をリセットすることです。口臭や重度の歯周病がある人などは、歯科医院で相談してください。

## モチベーションで変わる！　歯の未来はかかりつけ歯科医と一緒に作る

### ❖予防のキモは、教育とモチベーション

さてここで、30年という歳月をかけてまとめられた、スウェーデンからの報告を紹介します。1972年から2002年まで550人（開始年齢51歳～65歳・終了年齢81歳～95歳）の追跡で、失われた歯は平均すると1人あたりわずか0・6本で、もっとも多かった原因はむし歯や歯周病ではなく、歯が割れたことでした。

この研究では、最初の2年間は、2カ月ごとに歯科医院に通い、プラークの染め出しで歯磨きをできていないところを一緒に確認し、自分の口をどのようにしたら清潔にできるか、細かく講義を受け、オーラルケアのための道具の使い方の指導も受け、クリーニングで歯石を取りました。その後は、3～12カ月に1回、同じ内容のメンテナンスを続け、なんと参加者を30年間もフォローしました。

歯科の定期的なメンテナンスで、クリーニングは重要な処置の一部です。

しかし、自分の歯を守るために1番重要だったのは、本人のモチベーションです。歯磨きへのモチベーションを高め、自宅でリスク部位を含めた口の中全体を清潔な状態にして

いくことが、最重要ということがわかりました。なぜなら、同じようにメンテナンスをしていたはずだった研究では、むし歯を防げなかったのです。

アクセルソン博士は30年間の研究の考察で、「定期的メンテナンスによりモチベーションを高められ、清潔な口腔衛生状態を維持することの価値を楽しみ、理解した集団に対する30年間の予防歯科医療の成果である」と述べています。

つまり、**毎日の歯磨きで、細菌を落としてリセットできていること。さらに定期的に歯科医院を受診してモチベーションを高めたり、クリーニングを受けていたりしていること。この2つが、自分の歯を守る上で大切だった**ということです。

先ほどのライオン株式会社の調査でも、オーラルケアをどこで習うかという問いに対して、日本人は「自己流」が最多だったのに対し、欧米では半数以上が「歯科医院で習った」と回答しています。歯科医院でフロスや歯間ブラシの使い方をしっかりと習っているのです。

むし歯・歯周病予防には、セルフケアと歯科での定期的なメンテナンスが重要だと証明されました。現在のスウェーデンでの国民の定期健診受診率は8、9割という素晴らしい状況です。

ここから、あなたがするべきことは明確です。それは、歯科医院に定期検診の予約をすることです。「そうはいっても、忙しいんだよな〜」と思う人は多いと思います。けれども、あの方もしっかりメンテナンスをされているようです。

あの方。それは、ソフトバンクの創始者である孫正義《そんまさよし》氏です。世界的大企業のトップである彼は、3カ月に1回の検診とクリーニングを欠かさないそうです。孫氏もおそらくアメリカ留学の頃から、世界基準のオーラルケアを実践しているのではないかと思うのです。忙しさを理由にして何もしないのと、歯科医院に電話1本あるいはクリックするのと、どちらを選択するかは、あなた次第です。ここまで本書を読んだあなたなら、私は、後者を選択すると信じています。

この話に関連して、顕微鏡を使った神経治療で私が担当する患者さんにも面白い傾向があります。神経治療は、終われば終了ではなく、治っていっているか、悪くなっていないかどうかを経過観察します。治療後3カ月や6カ月、1年後などと患者さんの歯の状態を確認する必要があるので、治療後の約束をとります。

3カ月や6カ月など先の予定がわかる人はいないと思います。しかし、「近くなったら電話します」という人はまったくおらず、みなさん予約をとっていきます。近くなったら電話する、では忘れてしまいますし、行く気も失せてしまうかもしれません。

本当に予定が重なったら、わかった時点でキャンセルしても大丈夫なのです。患者さんによっては、1年後も予約をとっていこうとする人もいるほどです。そのときは、「予約枠が作られる頃にお願いします」と言うと、「その前にクリーニングで行くから、そのときに予約します」と返事がきます。

定期的に歯科医院を訪れるコツは、受診に切れ目を作らないことです。先の予定でも、その場で予約していれば、自動的にメンテナンスに通うことになります。

このようにできる患者さんは、自身の歯や口の状況を理解しようと熱心ですし、口の健康を保つためにオーラルケアのモチベーションを高く持っていると思うのです。**自分の歯を守るために重要なのは、モチベーションを保つことと定期的に歯科医院を訪れることです。かかりつけ歯科医を持つことは、歯を多く残すことだけでなく、健康で長生きするために重要です。**

## ❖かかりつけ歯科医を作る

今述べたように、定期的なメンテナンスをするためには、当然のことですが、かかりつけ歯科医を作る必要があります。困ったときだけ歯科医院に飛び込んでいる場合は、〝かかりつけ歯科医〟と呼べないかもしれません。

かかりつけ歯科医は、昔は〝いつも行く歯科医〟程度の意味合いでしたが、今の定義は、

〝患者さんのライフサイクル〟に沿って、継続的に口と歯に関する保健・医療・介護・福祉を提供し、全身の健康に寄与できる歯科医のことです。

簡単に言うと、日頃から口の状態を診てもらい、地域の医療機関などとも連携し、困ったときにいつでも相談できる歯科医のことになります。

**日本歯科医師会の調査では、治療ではなく歯の定期チェックを受けている人（予防で通っている人）は約34％でした。**そして、かかりつけ歯科医がいる人の割合は、治療で通っている人では約68％ですが、予防で通っている人では約86％と高いことがわかりました。

そのほかにも、かかりつけ歯科医がいないと、歯が20本未満になってしまうリスクが高いという研究や、かかりつけ歯科医がいないと要介護認定になる可能性が高い（6年間の追跡の結果）という研究も発表されています。

京都大学の研究では、健康寿命（介護が必要ない人生の期間）が長い地域の、特に男性が歯科医によくかかることがわかりました（女性も同じ傾向）。健康保険で歯科医療費を平均より年間1万円多く使う地域では、健康寿命が0・7歳長いことが統計的に明らかになったということです。

歯科に通って、予防的なケアやメンテナンスを受け、かめる状態を維持することが健康に役立つことがさまざまな研究で示されていますが、かかりつけ歯科医がいるからこそ、予防のために継続的に歯科受診ができるとも言えます。

## ❖結局、何よりも大切なのは〝行動〟

「世界基準のオーラルケア」について紹介しましたが、その上で、もっとも大切なのは**「自分の口の健康に対するモチベーションを高く維持して〝行動〟し続けること」**です。

今では、むし歯も歯周病も適切なオーラルケアをすれば、予防できるものとわかっています。しかし残念ながら、歯科医院で毎日クリーニングできるわけではありません。3カ月に1回通っても、残りの日、つまり361日は自分でやらなければいけないのです。その間は、誰からも何も言われません。しかし口の中では、静かに体と細菌の攻防が繰り広げられています。あなたの行動が、細菌をコントロールできるか、あるいは細菌に負けて、むし歯や歯周病にしてしまうかを決めているのです。

〝行動〟とはまずは、歯磨きのことです。あなたは今、単に歯ブラシだけで「歯をこする」か、複数のオーラルケアグッズを駆使して「増殖した細菌を減らしてリセット」するか、どちらを選択するかを考えてみてください。

その意味では、電動歯ブラシは歯磨きのモチベーションを上げるのに役立つ可能性があります。普通の歯ブラシと電動歯ブラシを比べた場合、電動歯ブラシのほうがきれいになるという報告や、電動歯ブラシの使用と健康志向にリンクがあるとする報告があります。

もちろん、染め出し液を使ってプラークが落ちていれば、どんなオーラルケアグッズを使ってもよいですが、なかなかモチベーションが上がらない人（私の子どもはこのタイプです）は電動歯ブラシを試してみてもよいでしょう。

そして、もう1つの〝行動〟とは、かかりつけ歯科医を持ち、定期的にメンテナンスに通うことです。プロのアドバイスやケアを受けて、さらにモチベーションを上げるのです。

最終的には、口の健康に対するモチベーションの高さがその2つの大切な〝行動〟をするように、あなたを動かすという好循環が生まれるのが理想的です。

メンテ
10

# 歯によい食習慣・歯にわるい食習慣を意識する

## 歯にわるい食習慣は毎日積み上がる

❖ だらだら飲み・ながら食いは、1番要注意の悪習慣

メンテ9では、世界基準のオーラルケアに必要なグッズなどを解説してきました。メンテ9の内容とこれからメンテ10で扱う「食習慣」は、健康な口を保つための両輪と考えるとわかりやすいと思います。2つのどちらが欠けても不十分です。何気ない毎日の習慣によって、歯を守れるか、それとも歯を抜くほうに近づいていくのかどうかが決まります。ぜひ1つずつ思い当たるかどうか、チェックしてみてください。

いよいよ、アンチエイジングなお口メンテでパフォーマンスを上げるための総仕上げです。

リモートワークが定着してきた昨今、口にトラブルを抱える人が多くなっています。その1つの理由が、だらだら飲み・ながら食いです。栄養ドリンクやジュース、甘いコーヒー、スナックなどを、パソコンのそばに置き、すすりながら、つまみながら作業をしていないでしょうか。人目が気になる外と違い、自宅では自由にできますので、食事の時間も不規則になりがちです。

水やお茶は問題ありませんが、だらだら飲み・ながら食いをすると、常に食べ物・飲み物が口に入っています。これは、口の酸性度が上がっている状態です。

メンテ2で解説したように、歯の表面のエナメル質は、口の中の酸性度によって、溶けたり（脱灰）、固まったり（再石灰化）しています。何か食べたり、飲んだりすると、口の中の酸性度が上がり、歯の表面が溶け出します。プラークが残っているとプラークの中で酸性度が上がり、その部分の歯を溶かします。

**むし歯にしないコツは「口を休ませること」です**。これは、口の中の酸性度を唾液で下げて、中性に戻しやすくするということです。そうすると、いったん溶け出した歯の表面に、唾液からのミネラルが戻って、歯がまた固まります。

だらだら飲みやながら食いではなく、おやつや休憩時間を決めた上で、ジュースを飲んだり、甘いものを食べたりすれば、口を休ませることができます。

水でゆすいだりお茶を飲んだりするだけでも、口を酸性のまま放置するより、歯によい行動といえます（唾液川を覚えていますか）。歯は溶けたり固まったりを繰り返しているというイメージを持ち、「今、どちらかな」と考えるようにしてみましょう。

## ❖甘いものと酸っぱいものに注意

次に、飲食物の味に注目していきたいと思います。

**飲食物では、甘いものと酸っぱいものに注意しましょう。甘いものは、むし歯菌がその砂糖を原料に酸を作り歯を溶かすため、むし歯になります。酸っぱいものは、口の酸性度を上げ、歯の表面を溶かします。**どちらも歯にとってよくない食べ物です。

甘いものがむし歯のリスクになるのは、知っている人がほとんどだと思いますが、酸っぱいもので歯が溶けるというのは、あまり一般的に知られていないことかもしれません。酸っぱいもので歯が溶けることを、「酸蝕症《さんしょくしょう》」といいます。

健康によいとされる酢やトマト、野菜ジュース、栄養ドリンク、またお酒などの酸性度の強いものを頻繁にとっていると、歯の外側のエナメル質が溶けていきます。「酸っぱい」という認識がなくても、酸性度が強いものが多いのです。

習慣で立て続けに酸っぱいものが口にくると、口の中は酸性のままで、歯は元のように固まる時間がなく、溶ける一方となります。むし歯と違って怖いのは、酸蝕症の場合、歯の表面全体が層状に溶けていくことです。

鏡で奥歯を見てください。かむ面がとても黄色かったり、歯のかむ面の凹凸（山と谷）があまりはっきりしなかったりすると、エナメル質がなくなっている可能性があります。歯の表面のエナメル質は、口の刺激をある程度遮断してくれます。エナメル質がなくなると、直に刺激が歯の神経に伝わるため、しみやすくなります。また、むし歯に強いエナメル質がなくなると、むし歯になりやすくなります。酸蝕症は広範囲に及びます。

健康志向のつもりが、歯を危険にさらしている、という方がいるかもしれません。同じように、夏場の脱水症を予防するために、清涼飲料水や炭酸水を飲むようにしているという方がいたら要注意です。

清涼飲料水は、甘いものと酸っぱいものという両方の条件を満たしているのです。500mℓのペットボトルに砂糖が20〜50グラム入っていて、酸性度を表すpHは5以下です。歯の表面のエナメル質はpH5・5で溶け始めますから、歯を溶かすには十分な酸性度合いです。また、歯ぐきが下がって、根っこが出ていると、もっと溶けやすいので要注意です。pHは低いほど、酸性度が高いため、歯が溶けます。

ペットボトルの清涼飲料水は、持ち運びしにくい缶に比べて飲み方もだらだら飲みになりがちです。**喉が渇いたら、できるだけ水やお茶を飲むようにしましょう。自動販売機で売られている飲み物の多くは（水やお茶、牛乳以外）、酸性と考えてください。**歯に悪いだけでなく、さらに生活習慣病という観点からも、控えめにすべき飲み物といえます。また、逆流性食道炎や摂食障害など胃酸が口に入ってくるような状態でも、歯が溶ける可能性があります。薬も大切ですが、酸っぱくなったら放置せずに、軽く水ですすぐだけでも対策になります。

話は少し変わりますが、食後の歯磨きのタイミングについて聞かれることがあります。「すぐに磨いてはいけない」というのが昔とは違うということで、一般の方々の関心が高いようです。アメリカ歯科医師会のホームページでは、食後30分となっています。

確かに、酸性度の高いものをとったときはそれも大事かと思います。ただ、フロス・歯間ブラシやフッ素を使わないで、タイミングを気をつけるというのは、「木を見て森を見ず」だと思います。歯を磨けるときに磨くことと、歯ブラシ以外のオーラルケアグッズを使うことの重要性を強調したいと思います。

### ❖ 氷を気持ちよくかんだら、歯が割れた！

体温と同じような気温の夏、冷たい飲み物と一緒に、中に入っている氷をかんだら気持ちょいですね。あなたが、ジャリジャリとその快感を味わっているとき、歯のひび割れは静かに進行しているかもしれません。

**氷をかむと、歯が割れて、抜かなければいけなくなることがありますのでやめましょう。**

歯がいくら硬いといっても、口の中でジャリジャリとやられれば、歯もたまったものではありません。治療済みの歯は、治療後、歯の量が減っているので、割れやすくなっています。天然の歯でも、硬い氷をすりつぶすような力が何度もかかったら、耐えられなくなり、割れてしまいます。

氷をかむのを習慣として繰り返していると、歯がすり減るだけでなく、ひびが入っていつかパカッと割れたり、一部が欠けてとんだりします。夜の歯ぎしりと違って、起きているときに好きで氷をかむというのは、歯にどんな悪い影響があるかを知れば、自分から歯を傷つける行為をする人はいないと思います。

氷をかんで歯が割れると、最悪、歯を抜かなければなりません。そこまでいかなくても、歯の神経を取って被せたり、なくなったところを補ったりしなければいけなくなります。歯を失う原因の第3位が「歯が割れる」ことです。もちろん歯が割れた人すべてが、氷をかんでいたわけではありません。氷をかまずに生活していても、歯が割れてしまって抜かなければいけない人が多いので、自分で歯を割るようなことはどうかしないでください。

氷をかむことがどれだけ危険な行為かを説明しました。同様に飴をかんだり、瓶のふたを歯で開けたり、などということもしないように気を付けてください。

## ❖軟らかい食事をするのは老化の始まり

「氷のように硬すぎるものをかまないで」という話のあとは、軟らかすぎもダメという話です。

**軟らかい食事は老化の始まりです。かまないと唾液が減り、味がわかりにくくなったり、舌の動きが悪くなってむせたり、飲み込みにくくなったりします。**

最初に、なぜ軟らかい食事が歯にとって悪い習慣なのかについて解説します。

まずは、早食いになりがちということです。あまりかまずに飲みこめるので、早食いしやすくなります。いくつかの研究でも、軟らかい食事を好む人は肥満傾向があったと報告されています。食欲を抑える刺激がいかず、満腹感をなかなか感じられません。また、脂肪を燃やす指令もいかないためと考えられています。

軟らかい食事は、かまなくて済みますし、口の中の滞在時間が短いので、食事に関連する脳への情報が歯や口から得られにくく、刺激が少なくなってしまいます。直接的な影響では、唾液腺、特に耳下腺が萎縮してしまうことがわかっています。

よくかむことで、口の周りの筋肉を使い、唾液腺を刺激しているのですが、その筋肉があまり使われなくなると、「使わないなら店仕舞いします」とばかりに、唾液を作る細胞が小さくなり、その数も減ってしまいます。かむことが刺激となり、唾液が出て、その唾液に食べ物が混ざって、味を感じる仕組みになっています。軟らかい食事でかまなくなり、唾液が少なくなると、味を感じにくくなります。

一般的には、ドライマウスの人が多い年配の年代に味覚障害の方の割合が多いのですが、最近は若い方にも増えています。東北大学の笹野高嗣《ささのたかし》教授らの報告によると、新入生を対象にした調査で、4人に1人が味覚障害になっていました。さらに、味覚障害の学生の食生活について調べてみると、朝食を食べない、ジャンクフードやファストフードが多いことが明らかになりました。このことから、かまない生活を続けていると、唾液が少なくなっていき、味覚障害のリスクもあることがわかりました。

軟らかい食事は、かまなくても食べられます。それは「歯を使っていない」というだけではありません。かむときに使う口まわりの筋肉のほかに、舌も使っていないのです。

あまり考えたことがないかもしれませんが、舌がないと食べられません。舌は、食物をかめるように歯の上にのっけたり、押しつぶしたり、細かくした食塊を唾液に混ぜて、まとめて飲み込んだりと、口という空間の中で、食事中忙しく動いています。

舌が使われなくなると、どのような影響があるのでしょうか。舌も筋肉ですから、筋肉の力（舌圧）が弱くなり、動きが悪くなります。舌圧は、高齢になるにつれて多少下がりますが、軟らかい食事を食べていると、大きく下がります。しかも、普通食に比べ、おかゆ、刻み食、ミキサー食の順番で、舌圧が弱くなっていきます。

舌圧を10代から80歳以上まで測定したところ、正常とされる30ｋＰａに満たない人が、10代・20代でも20％いることがわかりました（広島大学津賀教授らのグループ）。さらに、舌圧が低い人たちの中には、むせや飲み込みにくいという自覚症状を持つ人が潜在していることがわかりました。

つまり、舌を使わないでいると、舌の力が衰えたり、動きが悪くなったりして、むせやすくなったり、飲み込みにくくなったりするリスクが上がるということです。これは、将来的には摂食障害や誤嚥性肺炎という大きな問題につながっていく恐れがあります。

さらに、かまないことが胃にどのような影響を与えるかという、東北大学歯学研究科服《はっ》部佳功《とりよしのり》教授らの興味深い実験を紹介します。かむ回数だけを変えて同じ食品を食べさせ、食品が胃にある時間を調べました。かまないと胃に負担がかかり、消化が遅いと予想されます。

食品を20回しかかまずに飲み込んだ場合は、60回かんだ場合と比べて、胃での滞在時間が長めの傾向でした。ところが、ガムをかんだ後に、20回食品をかんで飲み込んだ場合は、60回かんだ場合と同じように胃での滞在時間が短い傾向にありました。かむという運動自体が、胃の消化運動を活性化している可能性があるかもしれません。今後のさらなる検証を期待したいところです。

### ❖ 歯にわるい食習慣まとめ

- □ だらだら飲み・ながら食いをする
- □ 食べた後に、またすぐ食べる（口を休ませない）
- □ 甘いものと酸っぱいものをよく食べる
- □ 喉が渇いたら、水やお茶以外を飲む
- □ 氷などの硬いものをよくかむ
- □ 軟らかい食事をよく食べる
- □ よくかまずに食べる（早食い）

## 歯によい食習慣を続けると自然にアンチエイジング

### ❖かむことはアンチエイジング

かまないで食べられるような、軟らかい食事をしていると、唾液腺が萎縮して、口が渇いたり、味覚障害になったり、舌の力がなくなり飲み込みづらくなったり、といろいろな弊害があることを解説してきました。

ここでは、日本咀嚼学会が提唱した「ひみこの歯がいーぜ」について紹介します。これは、かむことの効用をまとめた標語です。

ひ……肥満の防止
み……味覚の発達
こ……言葉の発音がはっきり
の……脳の発達
は……歯の病気の予防
が……がんの予防

い……胃腸の働きを促進
ぜ……全身の体力向上

青少年に向けた食育の標語ですが、「発達」と書いてあるところを「衰えの防止」「維持」と読み替えていただければよいと思います。まさに、これぞアンチエイジングです。

　かむことがさまざまな刺激になり、体のスイッチを押すように働きます。満腹中枢を刺激したり、認知機能の維持に役立ったり、口まわりの筋肉を使うことで唾液が出るようになり、歯の病気の予防になります。口の動きがよくなり、はっきり話せます。

よくかむことで唾液の量が増えます。口を潤して、粘膜や歯を守るだけでなく、唾液の中の有効な成分の働きが増すことも見逃せません。免疫の観点からも、唾液の中のＩｇＡがよくかむことで増加することがわかっています。ＩｇＡは感染症の予防を担《にな》う重要な免疫物質でした。

そしてスポーツの世界では、タイミングをはかって歯を食いしばると力がみなぎり、よりスポーツを楽しむことができるということがあります。歯をしっかりと食いしばることで、筋力が４～６％程度アップするといろいろな研究で報告されています。かみ合わせとバランス感覚の関係も、スポーツの世界では特に重要視されています。もちろん、その前提条件として、「しっかりかめるかみ合わせ」も大切です。

## かまない〝老化〟メニューの代表格

よくかむことが、口の健康だけでなく、体のさまざまな部分によい影響があるということをおわかりいただけたかと思います。

「よくかめばよいのはわかった。でも、どうすればよいの？」と思っている人も多いでしょう。日常の生活の中で、何を意識すればよいのか、という大事な話に移る前に、まずは私たちの生活で、いかに「かむ」ということが失われて老化に近づいてしまっているのかを振り返ってみましょう。

「ひみこの歯がいーぜ」に続いての標語は、「おかあさんはやすめ」です。これは、ママ休んでね、ということではなく、子どもたちの好きな代表的メニューを集めたものです。オムレツ・カレーライス・サンドイッチ・ハンバーグ・焼きそば・スパゲッティ・目玉焼きです。実はこのメニューは、子どもだけが好きなメニューではなく、外食の定番メニューともいえます。このような食事は、どれも軟らかくてすぐに食べやすいのです。

復元食のかむ回数と時間を調べた研究において、現代人は、卑弥呼《ひみこ》の時代の6分の1、戦前と比べても半分になってしまっていることがわかりました。卑弥呼の時代は約400

0回で時間にして50分、今は600回程度で11分ということです（20分に満たないので、メンテ7で紹介したセロトニン神経も動きません）。

ここまで急激に、「かむ」という人間にとって基本的で重要な行動が失われてきてしまっているのです。

## ❖〝エイジング対策〟となる、よくかめる食材と調理法

**かむことはアンチエイジングです。体の1日のリズムを考えると、特に朝食が大切です。よくかむために、どのような食材を入れればよいのかを考えてみましょう。**

一般的には、硬いものがよいのかなと思われるかもしれませんが、意外にそれだけではありません。硬いだけでは、氷のように逆に歯を痛めてしまうこともあります。

そのため**取り入れたい食材は、「かみごたえがあるもの」で「風味があるもの」です。**

そこで、ぜひ活用していただきたいのが「食物かみごたえ早見表」です。これは、食品の栄養も考えながら、かみごたえがあるかどうか10段階に分類している表で、かむときに使う筋肉の活動量を測定して分類しています（巻末の参考文献参照）。

私たちが1番よく食べる白米はランク5で、ちょうど真ん中です。1番上でかみごたえがあるランク10に分類されたのは、サキイカやたくあんです。生ニンジンやセロリ、油あ

げ、牛肉や豚肉のソテーも上位にきています。この表のランクの高い食材を積極的に選び、主食・主菜・副菜の献立を考えるようにすれば、自動的にかめる食事になるわけです。

また、**よくかむためには調理方法も大切で、食材の切り方や熱の通し方も工夫します。**かみごたえがあるものも、ポイントを押さえないと、せっかくの選択を台無しにしてしまう可能性があります。

まず、細かく切りすぎないことです。乱切りや拍子木《ひょうしぎ》切りなどがよいでしょう。さらに、切る方向を意識してみましょう。繊維に沿って残すように切ると、よくかめます。普段は、繊維を切断するように切っていないでしょうか。

熱を通す時間は短めに、硬さを残すようにします。複数の食材が入るときは、大きさや硬さを変えてみるのも手です。このように調理すると、口の中で均等な大きさになるまでよくかむようになります。そして、何度もかみながら風味を感じて、さらに唾液が出るという好循環が生まれます。「かめばかむほど」という言葉のとおり、かんでいくうちに甘みやうまみが感じられると、自然に口の中にとどまる時間も長くなります。

この「かんで味わう」食べ方こそ、手軽にできて強力なエイジング対策なのです。

## ❖早食いを防ぎ、よくかめる食べ方

ここまでで、よくかめる料理がテーブルの上に並ぶはずです。よくかめる料理を準備したら、早食いせずに最大限によくかむ工夫をしていきましょう。

**早食いを防ぎ、よくかむ食べ方のポイントは次の3つです。**

**(1)1口の量を少なくする**
**(2)次から次に口に入れて食べない**
**(3)しっかりかむ（1口30回以上）**

(1)(2)を調節するには、口に運ぶ量・飲み込むまでの時間に意識を向けるようにします。

まず、口に運ぶ量についてです。大きな口で頬張って、かまないで飲み込んでしまうのを防ぐために、まずは細めのお箸《はし》や小さめのスプーンを使いましょう。普通のサイズのスプーンで大きくすくってしまうと、いくらでも口に詰め込めます。目で料理を存分に味わいつつ、口に運ぶ量は少量にします。丸かじりせず、小さく分けて食べるようにします。

次から次へと口に入れてしまう癖がある方は、飲み込んで口がからっぽになるまで、次の1口をガマンしましょう。そして、お箸をいったん置くことを意識するのもお勧めです。

少しかむことに集中したり、食事のペースを調整したりする意味があります。

しっかりかむということは、1回にかむ回数を30回程度（30秒）にすることです。厚労省でも、1口30回以上かもうという「カミング30」というキャッチフレーズを２００９年に公表し、歯科保健と食育のあり方が検討されました。子どもの頃「早食いしないで1口30回はかみなさい」と親御さんから言われたことを思い出す人もいるかもしれません。

なぜ30回なのかを調べてみると意外にしっかりとした根拠がありました。日本咀嚼学会が一般向けに発信している冊子にいろいろな研究が紹介されています。食べ物はかんでいるうちに、大きさのそれぞれ異なる小さい食片になっていきます。それを飲み込みやすくまとめるのが、唾液です。唾液の中の水分と粘り気（ムチン）で、ひとかたまりにすると、私たちは何も意識もせずに、ゴックンと飲み込みます。

食べ物によっては、30回もかむと液体になり、飲み込みにくいし、まずいと感じるかもしれません。実は30回という数字は、ニンジンやナッツをかんでひとかたまりになったときのかんだ回数なのです。つまり、だいたい30回かむと飲み込みやすくまとまるという数字なので、何がなんでも30回かみなさいというわけではありません。もっとまとまりやすい場合は、30回より前に飲み込むのにちょうどよい大きさになるでしょう。30回もかめない食べ物は、むしろ軟らかすぎるかもしれません。

ここで「しっかりかむ」ということを邪魔してしまうものを、認識してほしいと思います。それは、汁物や水・お茶などの液体です。飲んではいけないわけではもちろんありません。食べ物を飲み込むのに、液体の力を借りてはいけないということです。つまり**「流し込む」のを避けてほしいのです。**

私たちの体には、唾液という多機能の水分が、食事のときには自動で湧いて出るような仕組みになっています。この力を利用してしっかりかむ時間を長く取れば、唾液で飲み込むことができます。

逆に、水なしでは飲み込めないという場合は、唾液の量やきちんとかめているかどうかをチェックする必要があるでしょう。多くの場合は何気なく、少しかんだら水分を入れて飲み込むというサイクルで食事しているのではないでしょうか。まずは、水分に頼って、かむのを省略していないかどうか確認してみてください。

次にかみ方についてですが、**両側の歯をしっかり使ってかむようにしましょう。**かみやすい片側だけの歯を使っていると、あごが痛くなったり、片側の筋肉だけが発達して顔が非対称になったりします。歯の負担も増えますし、食片をまとめる働きをする舌の動きも偏ってしまいます。もし、片方がかめない理由があるなら、歯科医院に相談してください。

## 自分で心がける！　よくかめる環境と大切にしたい時間

かみごたえと風味を味わいながら食べると、おいしく食事を味わうことができます。そのためにも、**テレビを見ながらの「ながら食べ」はしないようにしましょう。**できれば1人で食べるのではなく、会話をしながら食べるのがよいと思います。

食事は五感を使って味わうものです。テレビを見ながら食べて、何を食べたか覚えていないようでは、せっかくの豊かな時間が味わえなくなってしまいます。食事は栄養をとるだけではなく、癒されたり、幸福感を感じたりするものであるということは研究で示されており、何よりも、テーブルを囲んだ食事の記憶は実感としてあるのではないでしょうか。

食事に関して記憶を掘り起こすと、リラックスして食べる夕食の風景が思い出されることが多いかもしれません。もちろんその時間も大切ですが、これから朝食の重要性について説明したいと思います。

それは、メンテ5で述べたように「1日のリズム（概日《がいじつ》リズム・サーカディアンリズム）」という点で大切だからです。ここでは、私たちの体のエネルギー源であるグルコースに関連する血糖値とセロトニンに注目します。

まず、血糖値についてです。血液中のグルコースをエネルギーとして取り込むために必要なインスリンも、1日のリズムがあります。朝のほうが夜に比べて、インスリンの分泌が増加し血糖値が下がることがわかっています。さらに、よくかむことが朝と夜の食後の血糖値とインスリン濃度にどのような影響があるか測定した、北海道大学の実験があります。

かむ回数は10回か40回、時間帯は朝か夜という条件を組み合わせたところ、朝に40回かむと、他の条件より血糖値が低くなり、インスリン濃度が上がっていました。このことから、**肥満や糖尿病の栄養指導で、1日あたりの栄養を調節するのではなく、朝食時によくかんで食事をするという新しい方法が有効である可能性が示されました。**

次に、セロトニンについてです。メンテ7で紹介したように、セロトニンは幸せホルモンとしてストレスの緩和に効果があります。セロトニン神経が働くのは起きているときで、さらに、睡眠ホルモンのメラトニンの原料になることからも、セロトニン神経を日中元気にしておく必要があります。

セロトニン神経が活発になるのは、日光とかむなどのリズム運動をすることでした。朝に意識を向けセロトニン神経を強化しましょう。体の1日のリズムを考えると、朝食をよくかむということが大切だとおわかりいただけたでしょうか。

図12は、口の健康に必要なビタミンとミネラルについてまとめたものです。歯ぐきや歯を最高の状態にキープできるように、バランスよく栄養をとりましょう。

図12

## 歯と歯ぐきに必要なビタミンとミネラル

| ビタミン ミネラル | はたらき | 食品 |
|---|---|---|
| ビタミンA | 唾液を十分な量を作るのに役立つ | ニンジン・サツマイモ・ピーマン<br>レバー・魚・卵黄 |
| ビタミンB | 口の痛みを防ぐ<br>口の炎症を最小限にする<br>B6: セロトニン合成に補助的に必要 | 鶏肉・魚・赤肉・乳製品<br>アーモンド・豆類・ほうれん草 |
| ビタミンC | 歯ぐきのセンイを健康で強く保つ<br>口の粘膜からの吸収がよい | 柑橘類・ピーマン・サツマイモ<br>ブロッコリー・イチゴなどのベリー<br>ケール |
| ビタミンD | カルシウムの吸収に必要<br>免疫のシステムもきちんと働く<br>ように助ける | サーモン・タラの肝油・卵黄<br>乳製品（日光の下に15分間） |
| ビタミンE | 強力な抗酸化物質<br>口の炎症を防ぐ | ナッツ・種子・アボカド<br>葉野菜・魚・小麦胚芽 |
| カリウム | 骨が弱くなるのを防ぐ<br>血液が固まる・傷が治るために<br>重要な役割 | バナナ・アボカド・葉野菜<br>豆類・乳製品・きのこ・かぼちゃ |
| カルシウム | 骨・歯を健康に保つ<br>カルシウムが十分ないと、体は<br>骨や歯から補おうとする | ブロッコリー・葉野菜・乳製品<br>アーモンド・豆類・骨も一緒に<br>食べられる魚の缶詰がお勧め |
| リン | ビタミンDと同じように<br>カルシウムの吸収に必要<br>歯と歯ぐきが健康に | 乳製品・レンズ豆を含む豆類<br>ナッツ・赤肉（カルシウムの多い<br>ものに含まれることが多い） |
| 鉄 | 赤血球の数を正常なレベルに保つ<br>ことで免疫システムが正しく働く | 卵・赤肉・シーフード<br>葉野菜 |
| 亜鉛 | 細菌の増殖を阻止・炎症を予防<br>舌にある味を感じる細胞にも必要 | カシューナッツ・かぼちゃ・赤肉<br>種子・牡蠣・豆類・キノコ類 |

（アメリカ歯科医師会HPより抜粋・改変）

## よくかんでアンチエイジング！　3つのオリジナルレシピ

よくかむためには、いろいろ考えるべきことがありました。ただ、実はこれは**昔の日本人の食事の仕方に戻ればよいだけの話なのです。**

和食がユネスコ無形文化遺産に登録されたように、日本人は昔から健康で豊かに食べる方法を知っています。日本人の伝統的な食文化としての和食には、①多様で新鮮な食材とその持ち味の尊重、②健康的な食生活を支える栄養バランス、③自然の美しさや季節の移ろいの表現、④正月などの年中行事との密接な関わり、という4つの特徴があるとされます。**和食は素材の味わいを活かし「うま味」を上手に使っています。動物性油脂の少ない食生活を続けてきたことで、長寿や肥満防止につながっています。**自然の恵みである「食」を分け合い、食の時間を共にすることで、家族や地域の絆を深めてきました。まさに、和食にこそ、よくかむためのヒントがたくさん入っていることにあらためて気づかされます。

最後に、よくかむことを日頃から実践されている人気料理研究家の上原まり子さんに、本書の読者の皆さんのために特別なメニューを3つ考案していただきました。

# ゴボウのみそナッツ和え

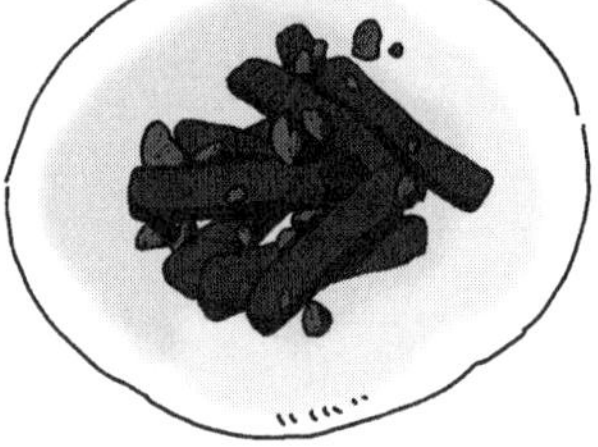

| | |
|---|---|
| ごぼう 細3本（普通サイズ2本） | |
| みそ | 小さじ1と1/2 |
| 白練りごま | 小さじ1 |
| ローストアーモンド | 7粒 |

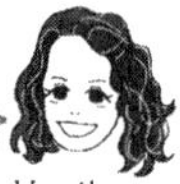

5分でできる簡単レシピその1です。
アーモンドを落花生に変えてもいいですね。

Mariko

1. ごぼうは4cmに切る
太めなら半割り、
または四つ割りにする

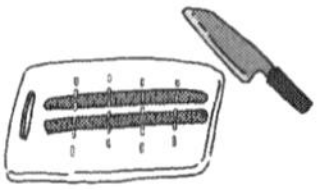

2. アーモンドは粗く刻む

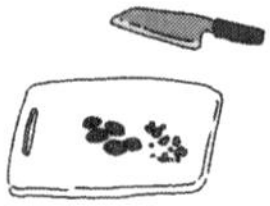

3. 熱湯でごぼうを茹でる

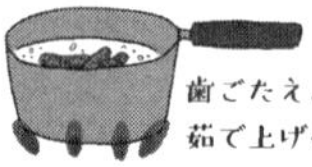

歯ごたえよく2～2分半で
茹で上げる

4. お湯を切り、少し茹で汁を残す
茹で汁が熱いうちに白練りごまと
みそを和える
（小さじ1/2～1程度）

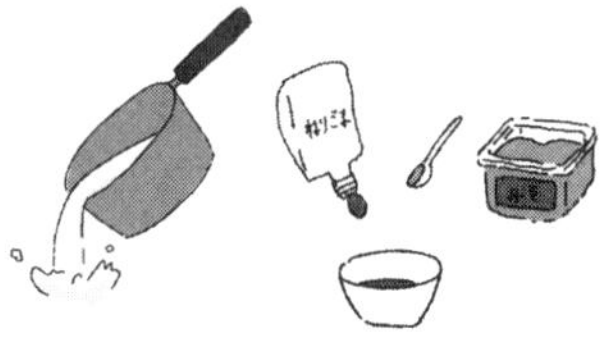

5. アーモンドを混ぜて完成！

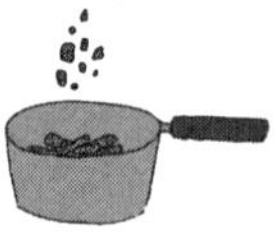

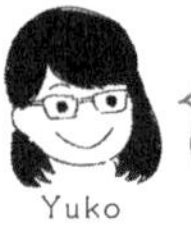

Yuko

発酵調味料のみそとギュッと栄養が凝縮されたゴマ・アーモンドの味が深く、
ごぼうをいつまでもかんでいたくなります。
ゴボウの切り方・茹で方で硬さを調節できますね。

# おかひじきのおひたし

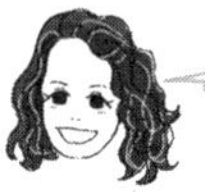

5分でできる簡単レシピその2です。
おかひじきは栄養価が高く、歯ごたえも良い野菜ですよ。

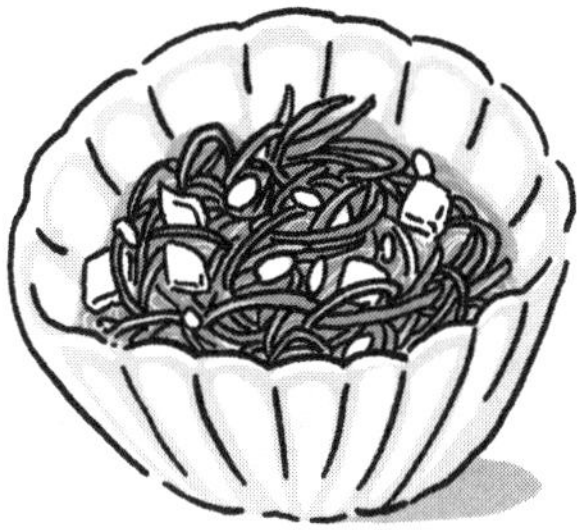

おかひじき（若芽ひじきともいう）
・・・海藻でなく緑の野菜　1袋
パプリカ（黄色）　1個
松の実　大さじ1
出汁　大さじ2
（昆布、昆布しいたけ、
またはかつおだし 好みのもの）
しょうゆ　大さじ1

1. 出汁しょうゆを合わせておく

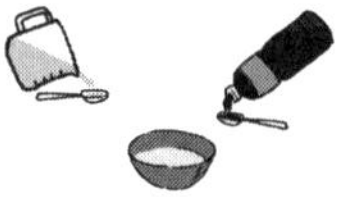

2. おかひじきは熱湯でサッと
茹でておく。3cmに切っておく。

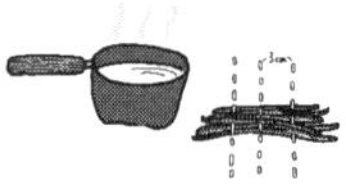

3. パプリカを1cm角に切る。
松の実は乾煎りして混ぜる。

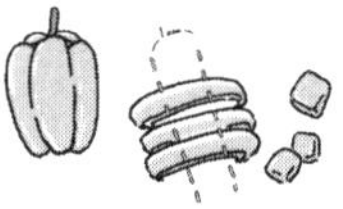

4. 出汁しょうゆをかけていただく。

3つの食材はかみごたえや形が異なります。味もパプリカはジューシー、
おかひじきはシャキシャキ、松の実のコクと違うのですが、3つの食材の
ハーモニーでさっぱりとした一品です。松の実は薬膳にも使われ、
セロトニンの原料のトリプトファンが含まれています。

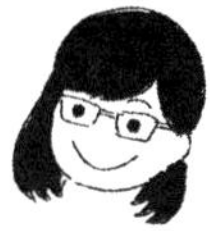

# 厚揚げとエリンギのソテー ～抹茶ソース～

ソースだけで舐めてみるより、
焼いた具材と一緒に口に入れると相性抜群で、
それぞれの食感の違いも楽しめます。普段の食材が、
お酒にも合うようなちょっとおしゃれでボリューミー
なおかずになりますよ。

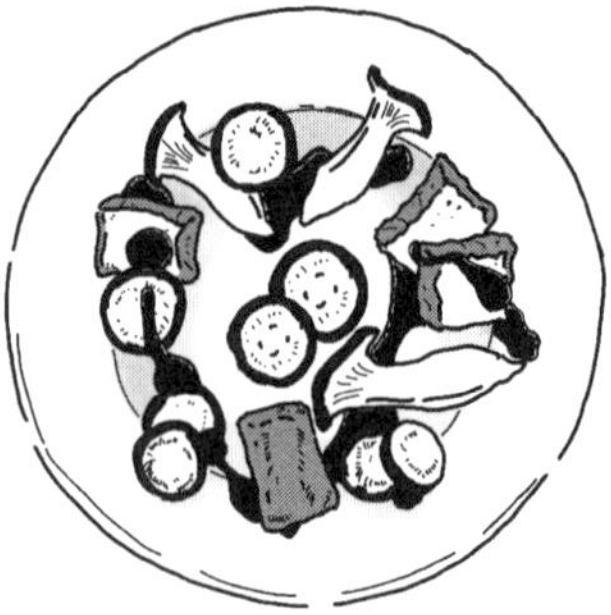

1. 材料を切る

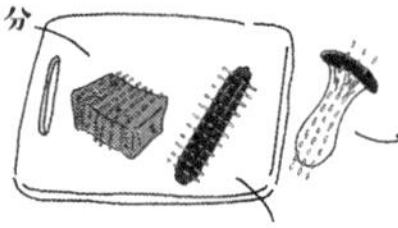


2. フライパンに油をひき、材料を並べ蓋をして蒸し焼きにする

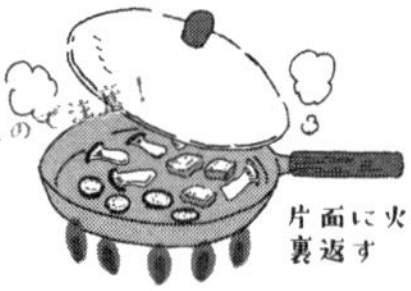

厚揚げは焦げやすいので注意！
片面に火が通ったら裏返す


| | |
|---|---|
| 厚揚げ | 1枚 |
| ズッキーニ | 1本 |
| エリンギ(大) | 2本 |
| オリーブオイル | 大さじ1 |
| 〈ソース〉 | |
| 塩麹 | 小さじ2 |
| レモン汁 | 小さじ1 |
| 抹茶 | 小さじ1 |
| 豆乳 | 小さじ2 |
| 水 | 小さじ2 |
| 白練りごま | 小さじ1/2 |

3. ソースをつくる
(すべての材料をよく混ぜる)

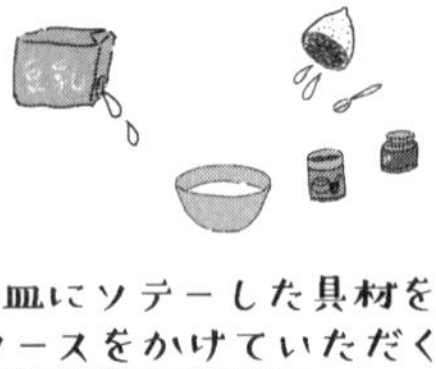


4. お皿にソテーした具材を並べソースをかけていただく

ポイントは抹茶ソース！緑茶よりも旨味があり、茶葉自体を食べる
ことになるのでお茶のパワーをそのまま体に取り込めます。
抹茶といえば、茶道はマインドフルネスに通じるところがあります。
和菓子目的でもOKですので(笑)一度体験してみてはいかがでしょうか。
茶道歴2年のひよっこより

Natural Kitchen Laboratoryマクロウタセ代表である上原さんは「台所から自分革命！」というキャッチフレーズで、黄金の食事法を書籍・ホームページ・ブログ・SNSなどで発信されています。「よし、よくかむぞ！」と肩肘《かたひじ》はらずに作れる、ナチュラルで素材の風味を活かしたほっこりする料理を提案していただきました。ぜひ一品からトライしてみてください。

### ❖歯によい食習慣まとめ

- □よくかんで食べる（1口30回以上）
- □「かみごたえがあるもの」「風味があるもの」を好んで食べる
- □調理する際に食材を細かく切りすぎず、熱を通しすぎない
- □ゆっくりと味わって食べる
- □特に朝食をよくかんで食べる
- □食べるときは、食べることだけに集中する
- □和食をよく食べる

# おわりに

白玉の歯にしみとほる　秋の夜の酒はしづかに飲むべかりけり

こう歌ったのは、若山牧水《わかやまぼくすい》です。秋の夜にしみじみと一人でお酒を飲んでいる……。口元にはキラリとした白い歯……。清い酒と白い歯。やはりこの組み合わせだからこそ、情景が目に浮かぶのではないでしょうか。

しかし、現実に戻ると、白い歯をキープするのは簡単なことではありません。

ボキッ!!　ある日、突然私の歯が折れました。数年前、大好きなフロランタンという歯応えのある洋菓子を食べたときでした。一瞬、何が起こったのか理解できず、そして少し後から、なんで折れたんだろう、これからどうしようという、ショックがじわじわとやってきて、しばらく落ち込みました。

こんな経験をした人は一握りかもしれません。それでも、歯に痛みがあったり歯ぐきが腫れたりして歯科医院に駆け込んだことのある人は少なくないと思います。口に急に問題が発生すると、本当に厄介です。時間が取られるし、不快だし、お金もかかるし、まったくよいことはありません。そういえば歯医者に行ってなかったなーと少し後ろめたい気持ちや、これからは検診を受けようという反省があれば、きっとこれからは大丈夫だと思います。

けれども、どういうわけか「喉元過ぎれば熱さを忘れる」ということわざのように、人はころっとその苦い経験を忘れがちです。しかし歯科医である私は、なぜそうなったのかということがどうしても納得できず、徹底的に追究しました（友人からは研究者体質と言われます）。

すると、むし歯や歯周病の予防・歯を守るためのメンテナンスの話から、体全体の免疫力や睡眠、ストレス、メンタルの話へと、興味が大きく広がっていきました。私の今までの経歴の中で、研究と治療、医科と歯科、マクロとミクロという対になるようなものを見てきたということもあると思います。本書は、そのような観点から、歯や口を大きな視点から捉え、歯や口はもちろん、体と心の健康を維持する（アンチエイジングの）ために必要な知識や技術、そして考え方を幅広くカバーする内容となりました。

歯や体は〝老化〟するものだからしょうがない、と思っていた人もいらっしゃるかもしれません。しかし、それでも人より早く〝老化〟するのは避けたいものです。人生100年時代では本当に人によって、老化のスピードが違うと思いませんか。「年相応」という言葉がありますが、この言葉はいまや使い方が本当に難しいなと思います。なぜなら、年齢を重ねていくと「標準的な体の状態」よりも、体の状態の「二極化」を感じるからです。

歯科麻酔医という仕事柄、インプラント手術の立ち合いが多いのですが、カルテに書いてある年齢と実際にそこにいる患者さん、そして口の中全体のレントゲン写真、この3つを見比べると、本当にいろいろな人がいますし、複雑な思いもします。

30代で6本もインプラントを入れる人（これからまだ本数が増えるような感じもあります）から、80代で1本だけインプラントを入れる人（他の歯は揃っています）。あまりにも人によって違います。

歯は健康のために大事と思っている人は多いと思いますが、ただ歯ブラシで歯磨きするだけでは、〝下りのエスカレーター〟に乗って、どんどん下へ向かっています。

そこで、「アンチエイジング」という言葉に、健康維持のための「より積極的な努力」という意味合いを込めて、歯がアンチエイジングとどのように関係するのかということ、また歯のアンチエイジングについて詳しく解説してきました。

歯を失うスピードをコントロールして、将来の失う歯の本数を最小限にするように、今日から歯と体のアンチエイジングを実践していただければ幸いです。さらに、続けている中で気づくとパフォーマンスが上がり、あなたの毎日が不思議と変化することを心から願っています。最後までお読みいただき、ありがとうございました。

なお、ＱＲコードから読者特典ページを開くことができます。本書を実践するのに助けになる情報を載せています。

本書の編集では、ビジネス社の中澤直樹さん、船井かおりさんに大変お世話になりました。専門的な内容をかみ砕いた形で、一般の方に読み進めてもらえるように、多くのアイディアをくださいました。この場を借りてお礼申し上げます。水月アオさんは、歯をはじめ私のお願いとピッタリ合うイラストを描いてくださいました。レシピを考えていただいた上原まり子さんは、ナチュラルで独創的なお料理の数々で本書の内容をより身近なものにしてくださいました。お２人が本書に花をそえてくださり感謝しております。

また、株式会社士教育代表でベストセラー作家の犬塚壮志先生は、企画の段階で視点を変える助言をくださいました。それがなければ本書は生まれませんでしたので、本当に感謝の気持ちでいっぱいです。

そして、私の専門である歯科麻酔学は、東京医科歯科大学名誉教授の海野雅浩先生に1から教えていただきました。また大学院での国内留学と、臨床では国立成育医療センター（現・国立成育医療研究センター）の手術・集中治療部で研修する機会をいただきました。海野先生に受けた学恩に感謝しております。

大学院でお世話になったのは、東邦大学名誉教授の有田秀穂先生です。セロトニン研究の第一人者である先生の当時の研究室は、風神雷神図が大きく飾られ、生理学の宇宙のような広がりを感じさせてくれる場所でした。そこで痛みと採血などを伴う、被験者から「最悪な実験」と呼ばれた私の博士論文も、有田先生のご指導の下、無事に〝痛み〟という名前の研究雑誌に掲載されました。現在はセロトニンＤｏｊｏ代表としてご活躍の有田先生に受けた学恩に感謝しております。

東京都中央区開業の石井宏先生からは、世界基準の歯の神経治療と、臨床家として非常に重要な「患者利益」という言葉を学びました。それから、世界と日本の違いをいろいろな角度から知ることができ、その衝撃が株式会社ＤｅｎｔａｌＤｅｆｅｎｓｅを興《おこ》すきっかけになりました。この場を借りて、お礼申し上げます。

株式会社ＤｅｎｔａｌＤｅｆｅｎｓｅの「すべての日本人の歯に対する不安をなくし、口元に自信を持てる社会をつくる」という理念に賛同して一緒に活動している歯科衛生士さんを含めて、会社に関わってくださるすべての皆様に感謝しております。

最後に、この本が完成したのは、私に思いもかけないパワーをくれた家族と、いつも応援してくれる両親のおかげです。改めて感謝の気持ちでいっぱいです。

生澤　右子

# 主要参考文献


**【はじめに】**

・Matsuyama Y, Aida J, G WR, Tsuboya T, Koyama S, Sato Y, Kondo K, Osaka K: Dental status and compression of life expectancy with disability in Japan. Journal of dental research 96（9）:1006-1013. 2017
・東京都歯科保健目標「いい歯東京」達成度調査（平成26年度）
・日本歯科医師会　8020 現在歯数と健康寿命

**【メンテ01】**

・吉井健ら　腸内細菌の代謝物を介した免疫機能制御 腸内細菌学雑誌 36:P1-11. 2022
・山崎和久 歯周病と全身疾患の関連 口腔細菌による腸内細菌叢への影響 化学と生物 54（9）: 633-639. 2016
・花田信弘ら 口腔乳酸菌のバイオフィルム形成と様々な生き残り戦略 日本乳酸菌学会誌 17（1）: 47-50. 2016
・Whitmore SE et al. Oral bacteria and cancer. PLoS Pathog. 27:10（3）:1-3. 2014.

**【メンテ02】**

・渡部茂　口腔乾燥症理解のための唾液の知識 歯科薬物療法 35（3）:165-170. 2016
・〈日本歯内療法学会 ニュースレター vol.6〉勤労感謝の日に合わせた「歯の再治療」意識調査2021/11
・小林義典　咬合・咀嚼が創る健康長寿　Ann Jpn Prosthodont Soc 3:189-219. 2011
・Linsha Ma et al. Nitrate and Nitrite in Health and Disease. Aging Dis1: 9（5）: 938-945. 2018
・槻木恵一 日本唾液ケア研究会NPO法人化記念キックオフセミナー資料 2022

**【メンテ03】**

・日本補綴歯科学会診療ガイドライン委員会編　ブラキシズムの診療ガイドライン 2021
・日本顎関節学会編　顎関節症治療の指針 2020
・日本口腔顔面痛学会　非歯原性歯痛の診療ガイドライン　改訂版 2019
・Matsuyama Y et al. Causal effect of tooth loss on depression: evidence from a population-wide natural experiment in the USA. Epidemiol Psychiatr Sci. May25: 30-38. 2021

**【メンテ04】**

・ブレス・ハザードプロジェクト　口臭白書 2019
・第一三共ヘルスケア株式会社　働く女性が気になる口臭とオーラルケアトレンドに関する実態調査 2018
・日本口臭学会　口臭への対応と口臭症治療の指針2014
・天野敦雄ら 歯周病を科学する　クインテッセンス株式会社　2012

**【メンテ05】**

・服部淳彦　メラトニンとエイジング　比較生理生化学 34（1）:2-11. 2017
・柴田重信　体内時計と食事・運動の関係性について NSCA JAPAN 28（1）:16-23. 2021
・日本呼吸器学会　睡眠時無呼吸症候群（SAS）の診療ガイドライン 2020
・合同研究班報告 循環器領域における睡眠呼吸障害の診断・治療に関するガイドライン 2012

**【メンテ06】**
・柿木保明　口腔乾燥症の病態と治療　日補綴歯科学会誌 7巻2号:136-141. 2015
・Tanaka T et al. Oral Frailty as a Risk Factor for Physical Frailty and Mortality in Community−Dwelling Elderly. J Gerontol A Biol Sci Med Sci 10:73（12）:1661-1667. 2018
・Ciesielska A et al. Changes in the Oral Cavity in Menopausal Women-A Narrative Review. Int J Environ Res Public Health. 27:19（1）:253. 2022
**・日本歯科医師会　オーラルフレイル対策のための口腔体操**
https://www.jda.or.jp/oral_flail/gymnastics/pdf/print.pdf?2021-01-27

**【メンテ07】**
・有田秀穂　セロトニン欠乏脳 -キレる脳・鬱の脳を鍛え直す- 日本健康行動科学会 3（2）:123-129. 2005
・Mohri Y et al. Prolonged rhythmic gum chewing suppresses nociceptive response via serotonergic descending inhibitory pathway in humans. Pain 118（1）: 35-42. 2005
・日本産科婦人科学会　ホルモン補充療法ガイドライン 2017

**【メンテ08】**
・Oosterhof et al.  The functional basis of face evaluation. PNAS 105（32）:11087-11092. 2008
・山根茂　顔ニューロンNeurons  Medical Imaging technology 12（6）: 694-699.1994
・『VOGUE JAPAN』2014年6月号「A Perfect Smile エイジレス美女は、口もとで決まる」
・平野正徳ら　口腔衛生に関する消費者意識と行動からみた補助的清掃用具普及の課題 繊維製品消費科学, 56:274-280. 2015

**【メンテ09】**
・ライオン株式会社 日本・アメリカ・スウェーデン 3カ国のオーラルケア意識調査Vol.1,2.  2014
・https://cdn.who.int/media/docs/default-source/essential-medicines/2021-eml-expert-committee/applications-for-addition-of-new-medicines/a.14_fluoride-toothpaste.pdf?sfvrsn=4eb40f4c_4
・若井建志ら　歯科医師を対象とした歯と全身の健康、栄養との関連に関する研究
〜歯間部清掃器具使用と全死亡リスクとの関連〜8020 15: 114-115. 2016
・加藤大明　"定期的なクリーニング" では歯は守れない?! 〜科学的根拠に基づく "歯を守れるメインテナンス" 〜 デンタルハイジーン　36（11）: 1191-1197. 2016
・Axelsson P et al. The long-term effect of a plaque control program on tooth mortality, caries and periodontal disease in adults. Results after 30 years of maintenance. J Clin Periodontol. 31（9）:749-57. 2004

**【メンテ10】**
・斎藤滋　咀嚼とメカノサイトロジー　風人社 1987
**・かみごたえ早見表　柳沢幸江　食物の咀嚼筋活動量並びに食物の分類に関する研究 小児歯科学雑誌（1989）**
https://www9.nhk.or.jp/gatten/pdf/211013_hayamihyou.pdf

※その他の参考文献・リンク・特別レシピとその写真などは、「おわりに」にある読者特典のQRコードからご覧になれます。

〔著者略歴〕
生澤右子（いくざわ・ゆうこ <Yuko Mohri-Ikuzawa>）
歯科医師・歯学博士。株式会社 Dental Defense 代表取締役、明海大学歯学部歯科麻酔科客員講師、健康経営エキスパートアドバイザー、日本歯科麻酔学会認定医、日本口臭学会・米国歯内療法学会所属。こどもはいしゃアカデミー主宰。東京医科歯科大学歯学部・同大学院博士課程卒業。ペンシルバニア大学歯学部マイクロサージェリーコース修了。フリーランス歯科医として複数のクリニックで診療を行う。日本のオーラルケアに世界との隔たりを感じ、株式会社 Dental Defense を設立。世界標準のオーラルケアを学ぶ講座、口臭によるハラスメント（スメハラ）を予防・撲滅するセミナーを開催。さらに、遊びながらオーラルケアを学べるオリジナルボードゲーム「歯の王様をまもるゲーム™」の開発や、利用者７万人の国内 No.1 サブスク電動歯ブラシ（GALLEIDO）の歯科顧問を務めるなど、世界標準のオーラルケアを発信している。

編集協力：船井かおり

# 歯と口を整えるアンチエイジング

2023年２月１日　第１版発行

著　者　生澤右子
発行人　唐津 隆
発行所　株式会社ビジネス社
〒162-0805　東京都新宿区矢来町114番地　神楽坂高橋ビル５階
電 話　03(5227)1602（代表）
FAX　03(5227)1603
https://www.business-sha.co.jp

装幀　斉藤よしのぶ
本文組版　茂呂田剛（エムアンドケイ）
印刷・製本　株式会社光邦
営業担当　山口健志
編集担当　中澤直樹


ISBN978-4-8284-2483-5